夜勤あけなので優しくしてください

48時間、地獄すぎる看護師のココロの守り方

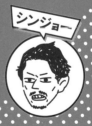

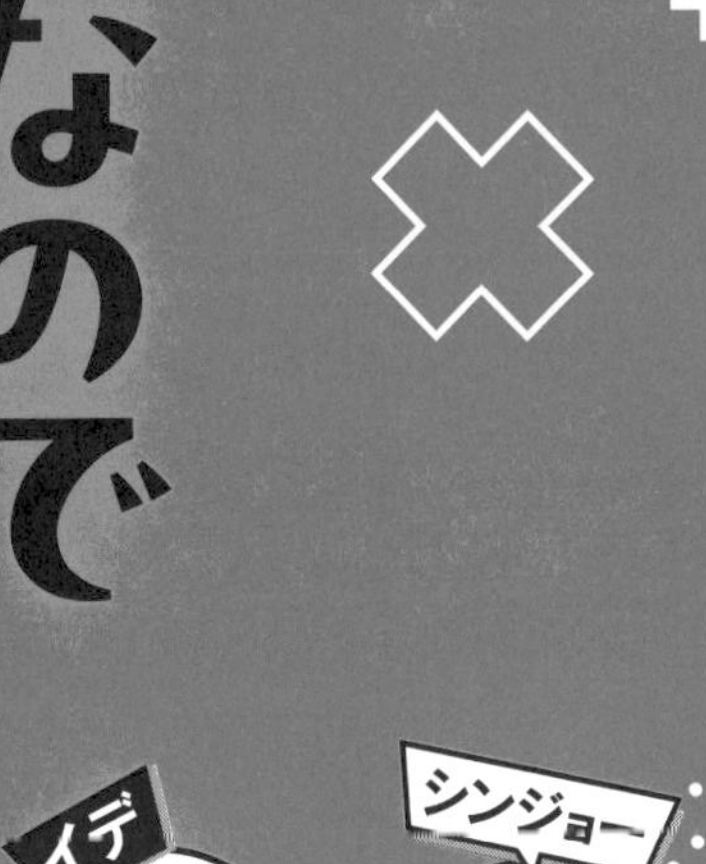

KADOKAWA

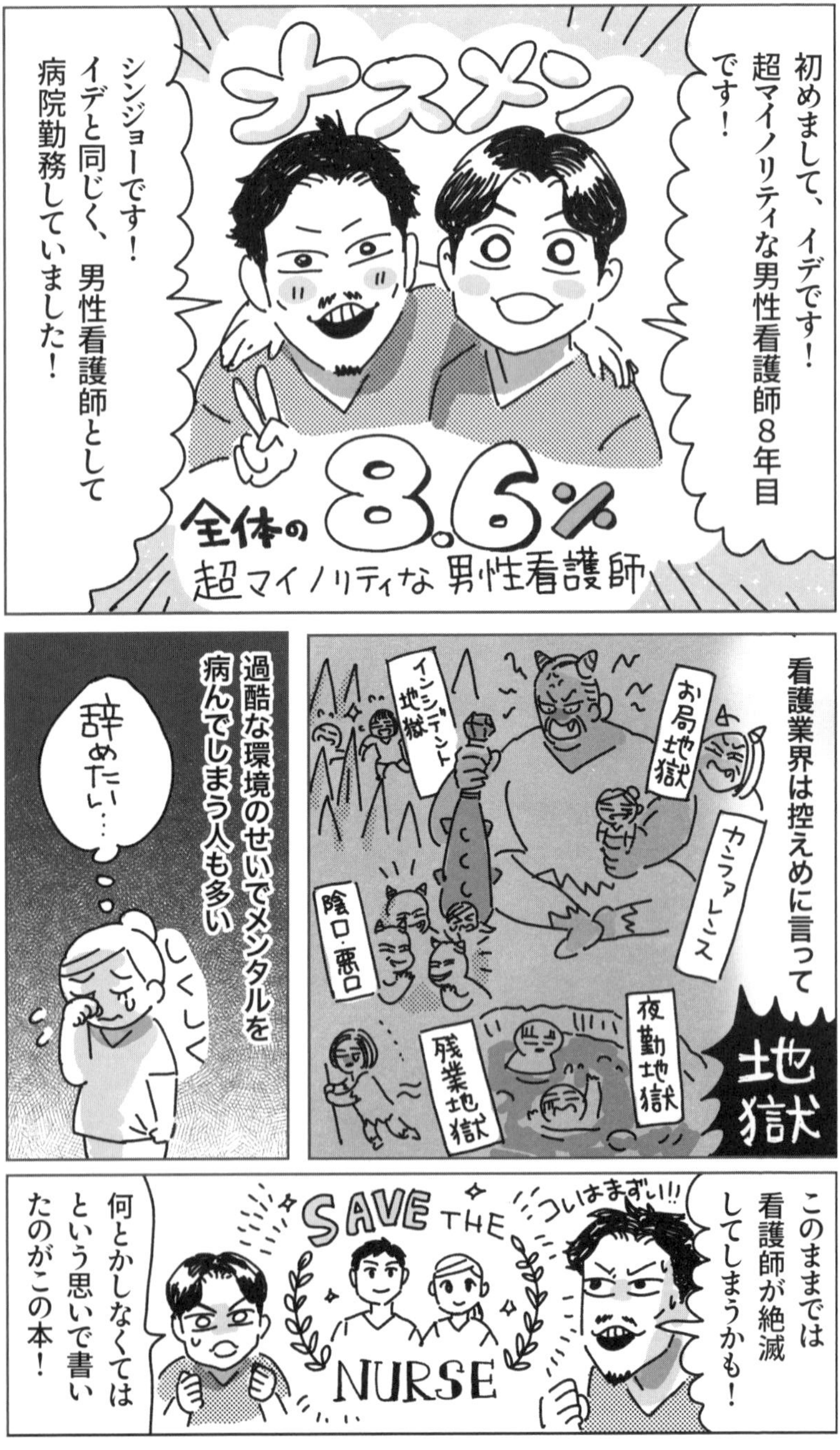

初めまして、イデです！
超マイノリティな男性看護師8年目です！
ナスメン
シンジョーです！
イデと同じく、男性看護師として病院勤務していました！
全体の8.6％
超マイノリティな男性看護師
看護業界は控えめに言って
地獄
インシデント地獄
お局地獄
カンファレンス
陰口・悪口
夜勤地獄
残業地獄
過酷な環境のせいでメンタルを病んでしまう人も多い
辞めたい…
しくしく
このままでは看護師が絶滅してしまうかも！
コレはまずい!!!
SAVE THE NURSE
何とかしなくてはという思いで書いたのがこの本！

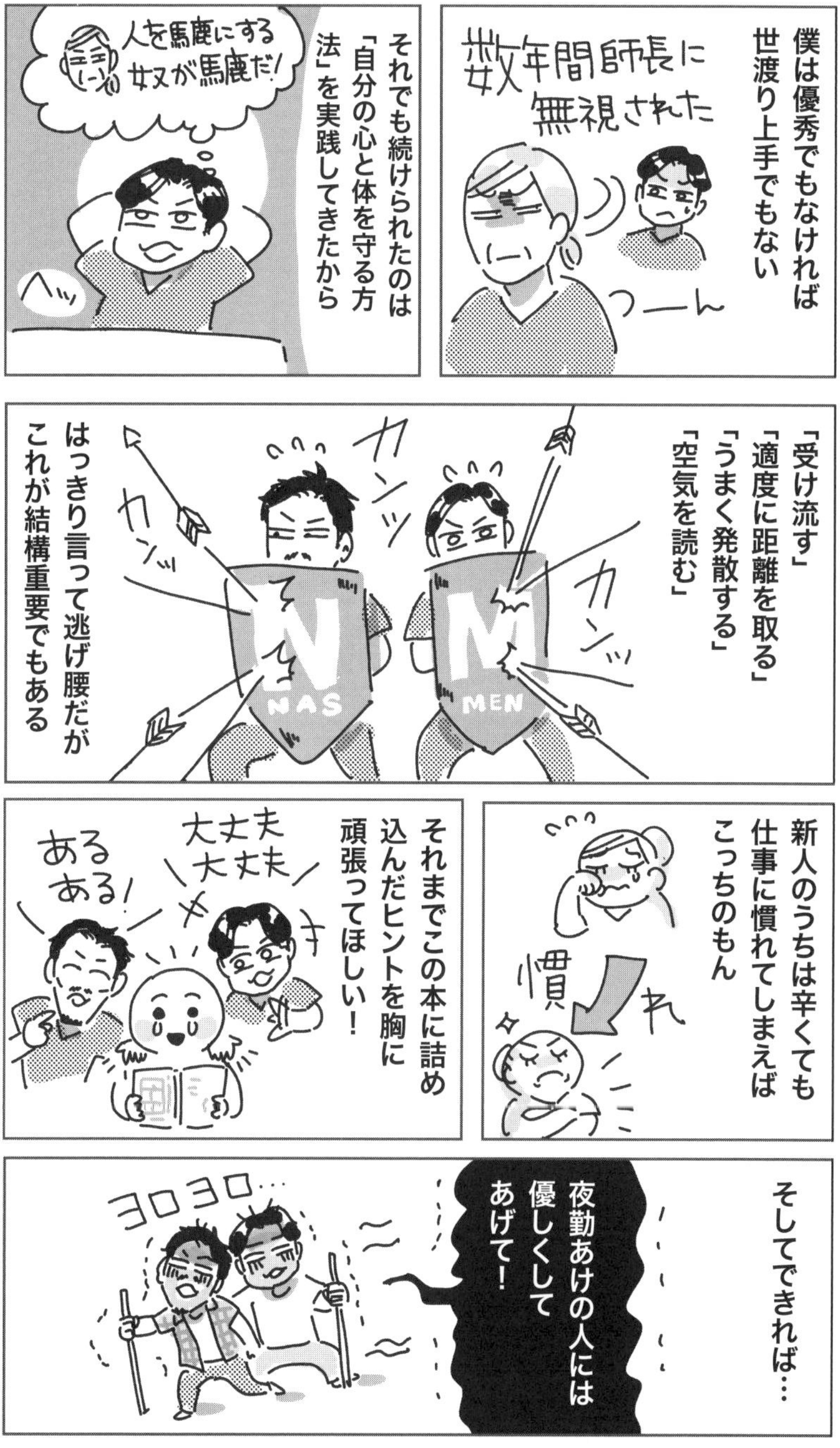

僕は優秀でもなければ
世渡り上手でもない
数年間師長に
無視された
つーん
それでも続けられたのは
「自分の心と体を守る方法」を実践してきたから
人を馬鹿にする
奴が馬鹿だ!
ヘッ
「受け流す」
「適度に距離を取る」
「うまく発散する」
「空気を読む」
カンッ
カンッ
カンッ
カンッ
MEN
NAS
はっきり言って逃げ腰だが
これが結構重要でもある
新人のうちは辛くても
仕事に慣れてしまえば
こっちのもん
慣れ
それまでこの本に詰め
込んだヒントを胸に
頑張ってほしい!
大丈夫
大丈夫
あるある!
そしてできれば…
夜勤あけの人には
優しくして
あげて!
ヨロヨロ…

まえがき

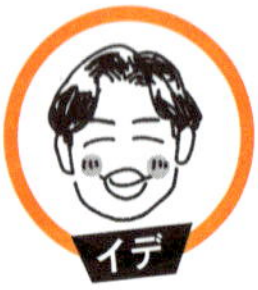

はじめまして、イデです。
僕は、全体の8・6%という超マイノリティな男性看護師、歴は8年目になります。
大学卒業後、地元の病院に就職して4年間看護師をした後、大学病院に転職。
その後も非常勤看護師など、働く場所を変えながらなんとか看護師を続ける傍ら、大学時代からの友人で看護師だったシンジョーと一緒に「ナスメンチャンネル」というYouTube活動をしています。

僕たちがなぜそんな活動をしているのか、そして今回なぜこの本を出そうと思ったのか、まずその背景からお伝えしたいと思います。

看護業界のヤバさを布教したい

看護師を取り巻く環境は、控えめに言って「地獄」です。

慢性的な人手不足からくる**長時間労働**（恒常的サービス残業有）と、立ち仕事なうえに常に突発的な対応に追われて**余裕のない職場環境**、サーカディアンリズム（体内リズム）を完全に無視した**不規則すぎる勤務体系**の三重苦で、体は疲弊しまくっています。頑張れ、自律神経。

激務ゆえに人格崩壊を起こし、足を引っ張り合う劣悪な人間関係と、謎の規則と「白衣の天使」という世間のイメージに縛られ、メンタルもボロボロ。

先輩や医師から怒鳴られることはあっても、褒められることはあまりなく、患者さんから感謝されることはありますが、同じくらい罵倒もされます。

疲れた体にしみるぅ……（涙）。

そんなストレスフルで余裕のない環境でも、万が一ミスをしてしまったら、患者さんの命に関わる場合もあります。

インシデント（医療に関わる場所で発生するすべての医療事故）なんて起こそうものなら、**カンファレンス（会議）という名の公開処刑でフルボッコ**に。特に新人は実に叩きやすいサンドバッグになりがちです。

そして夜勤は本当にキツイものです。

ろくに寝られないまま終わってしまった仮眠タイム明け、眠気の泥沼から重い体を引きずり出し、あのハードな現場に戻らなければいけないのかと考えると、嫌で嫌で仕方ありません（涙）。

なんでこんなにキツイ仕事なのに、こんな最悪のコンディションで働かなきゃいけないんだっけ……？　と心の底から疑問に思ってしまうほどつらい瞬間です。夜勤は入りからあけまで気が抜けず、丸2日ほど苦しむことに……。それを何度もこなすので、疲労はどんどん蓄積されていきます。

そんな過酷な環境のせいで、せっかく苦労して国家資格を取ったのに1年足らずで退職してしまう人や、適応障害などメンタルを病んでしまう人も多い状況です。

とりわけ、**責任感が強くて看護に情熱を持つ真面目な人から辞めていく**のが看護業界。

今はなんとかだましだまし続けていても、毎日のように「明日こそ辞める」と思っている人は多いはずです。

このままでは近い将来、看護師が絶滅危惧種に指定されてしまうかも（?）。

過酷な中で僕が看護師を続けられている理由

ちなみに僕は、全然優秀な看護師なんかじゃありません。

むしろ、思っていることが顔に出すぎだし、悪意のあることを言われたら同じだけ言い返すタイプで、まったく世渡り上手ではありません。**師長に嫌われて長期間無視されたことも**

あります。

それでも看護師を続けてこられたのは、僕なりの「自分の心と体を守る方法」を実践しているから。

何度も「辞めてやるぅ！」と思っては、なんとかその状況に耐え、乗り切る方法を試行錯誤しながら編み出した、実体験に基づくエビデンス（根拠）のある方法です。

例えば、**僕は自分を不快にさせる相手のことは、心の中で見下す**ようにしています。

「自分を馬鹿にするヤツの方が馬鹿なんだ」と思えば、何を言われても、何をされても、特に気にならなくなるからです。

まともに受け止めてしまうと余計なダメージをくらってしまうので、**とにかくいかに受け流すかが大事**だと悟ったわけです。

ほかにも、「適度に距離を取る」「うまく発散する」「空気を読む」など、状況ごとにポイントはいくつかあります。

ぶっちゃけ「逃げ腰」戦法だとは思います。でも、身を守る上ではこれが結構重要でもあるんです。それで生き残れてきたわけですし。

その護身術を、実際に起きた「あるある」ネタとともに、これまで700本以上の動画にしてYouTubeで配信してきました。

毎回多くの人から「スカッとした」「しんどいのは自分だけじゃないと励みになる。明日も頑張ろうと思えた」「看護師さんに頑張らせすぎ。仕事に見合う給料を払ってあげてほしい」など、たくさんの共感のコメントをもらっています。

きっと、「自分だけがこんなにつらい思いをしているわけじゃない、他の看護師も同じように激務や理不尽に耐えながら頑張っているのだ」と感じられて、気持ちが楽になるのだと思います。それでちょっとでも元気になれるなら、どんどん笑ってほしい。そう思って配信しています。

看護業界でしたたかに生き残っていくために

本書は、**ブラックすぎる環境で働く人が潰されないためのサバイバル教本**です。

優秀な看護師になんてならなくていい。どうすれば、過酷な環境の中でも自分を保ちながら生き残っていけるか、「辞めます」と師長に辞表を突きつけるのを1日先延ばしにできるか。そのノウハウを余すところなくお伝えしていきます。

第1章では、まず**看護師とはどういう生き物なのか**、その生態から紹介します。生き物は環境に合わせて変化していくもの。看護業界という過酷な環境でどのような変態を遂げ、どんな特徴が見られるのか、ご案内します。

第2章は、**看護師の日常がいかに過酷で理不尽なことが多いか**を、事例をもとにお示しします。ここを読めば、看護師がなぜ「夜勤」という言葉に敏感に反応するのか、なぜこうも人と休みの予定が合わないのかがわかるはずです。

第3章は、そんなハードな状況の中で**どう「ご自愛」していけばいいのか、具体的な方法**を紹介していきます。現状がつらくて今にも病んでしまいそうな人は、まずこの章から読んでみてください。特に渾身の「ナスメン流ストレスコーピング」はオススメです。

第4章は、看護師を取り巻く**人間関係がいかにヤバイか**を取り上げます。先輩・後輩・医師、そしてお局。どこもかしこも敵だらけ、足の引っ張り合いと陰口や無視といったいやがらせが渦巻くナースステーションで、したたかに生き残るための秘訣をお伝えします。

第5章は、日々勃発する**面白ハードな事件**をお見せしていきます。世の中にはビックリするような行動をとる人が存在します。この章を読めば、病院という場所の特殊性を感じてもらえるはずです。

第6章は、我々看護師が日々主に接している**患者さんとの笑いあり、イライラありのエピソード**を紹介していきます。看護師が裏でどんなことを考えながら患者さんと接しているのかを知って、自分が入院することになった場合は、ぜひ参考にしてもらえたら嬉しいです(涙)。

それでもやっぱり看護が好きだから

看護師の仕事は、ぶっちゃけかなりしんどいです。

でも、やっぱり尊い仕事でもあると思います。

超高齢化社会に突入した日本では、これから先ますます需要は高まるはずですし、残念ながら、当分ＡＩが仕事を奪ってくれる見込みもありません（オムツ交換ロボットぐらいはそろそろ出てくれてもいいのでは？）。

だから、この本を読んで、少しでも「なんだかんだいって看護が好きだから、もうちょっとだけ頑張ってみよう」とか、「この本のやり方を参考に、もうちょっとだけ無理のない程度に耐えてみよう」と思ってくれたらめちゃくちゃ嬉しいです。

そして同時に、**もう少し気持ちを楽に持ってもいいんだよ**、ということもお伝えしたいです。今はつらくてたまらなくても、だんだんうまくできるようになってきたり、周りとうまくやれるようになっていったりすることも多いですから。

「仕事ができる」の7割は、慣れ。だから新人は怒られても仕方がないんです。でもそれは、これから先ずっと続くわけじゃない。せいぜい2、3年で状況は変わるはずです。

この本がそれまでうまくやり過ごす方法を身に付けるヒントになれば、と思っています。

それに、看護業界や看護師の働く環境がいかにヤバイか、一般の人には意外と知られていません（恐ろしい事実！）。

この本で少しでもその過酷さを感じたなら、できれば看護師や医療関係者に優しくしてあげてください。**特に、夜勤あけは。**

CONTENTS

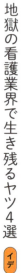

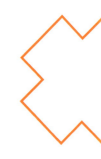

第2章 夜勤あけなので優しくしてください。看護師のハードな日常

第3章

ご自愛ください。地獄の職場で心と体を守るコツ

第4章

喧嘩はダメだぞ。同僚とのコミュニケーションは円滑に！

第5章

トラブル多すぎ～！ 今日も病院内を走り回ります

第6章

ほっこり&イライラ!? 患者さんとの奇天烈エピソード

STAFF
ブックデザイン ● bookwall
イラスト・漫画 ● きびのあやとら
編集協力 ● 中原絵里子
DTP ● アイ・ハブ
校正 ● 鷗来堂
編集 ● 杉山悠

著者プロフィール

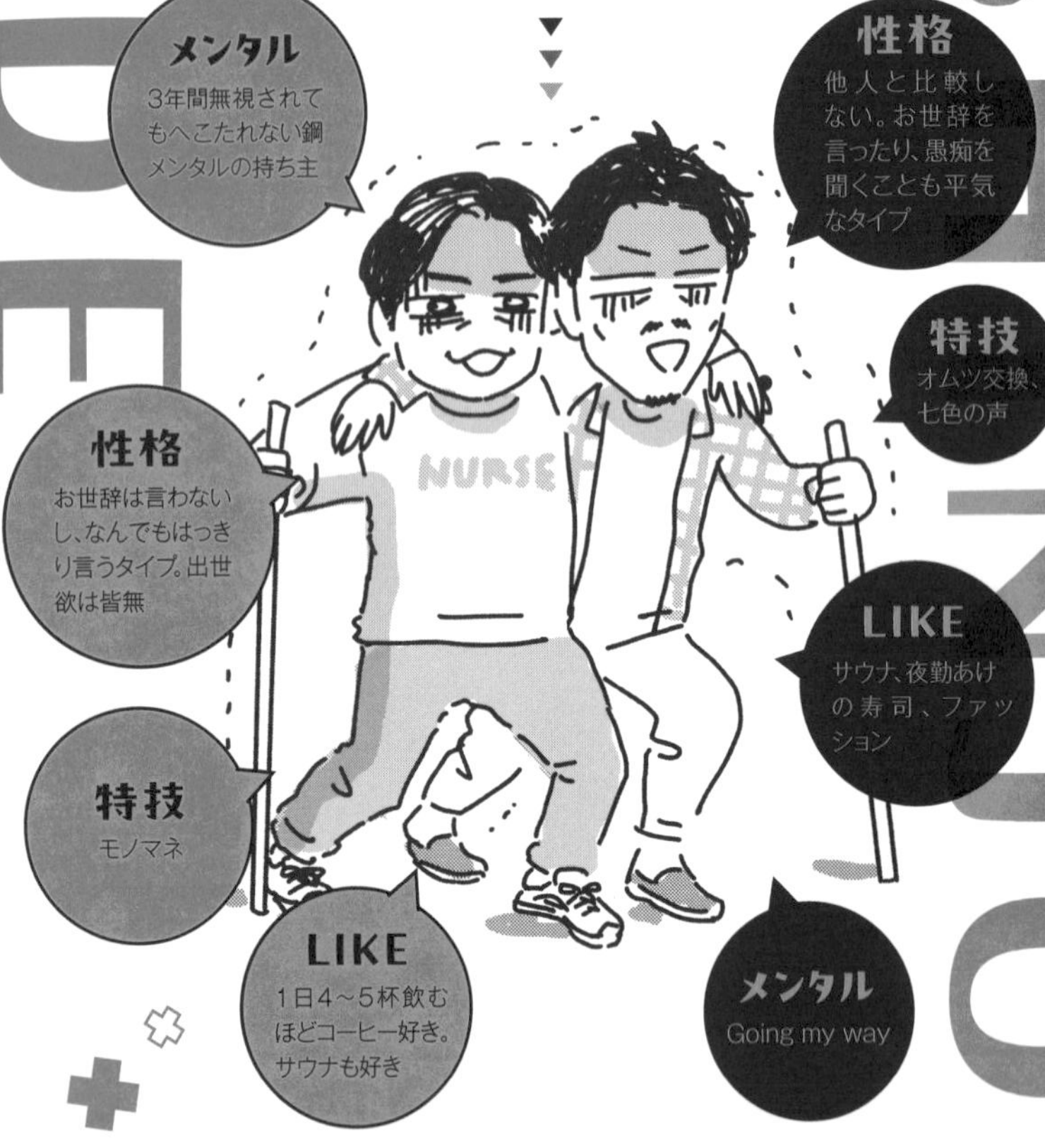
NURSE
メンタル
3年間無視されても へこたれない鋼メンタルの持ち主
性格
お世辞は言わないし、なんでもはっきり言うタイプ。出世欲は皆無
特技
モノマネ
LIKE
1日4～5杯飲むほどコーヒー好き。サウナも好き
性格
他人と比較しない。お世辞を言ったり、愚痴を聞くことも平気なタイプ
特技
オムツ交換、七色の声
LIKE
サウナ、夜勤あけの寿司、ファッション
メンタル
Going my way

イデ

長野県出身。信州大学医学部保健学科看護学専攻卒業。4年間地元の病院へ就職し脳神経外科・腎臓内科・小児科病棟にて勤務、その後都内の大学病院へ転職し、脳神経外科病棟にて2年間勤務。以降は新型コロナウイルス対策事業や非常勤看護師などを経験しつつYouTube活動を継続している。

シンジョー

長野県出身。信州大学医学部保健学科看護学専攻卒業。大学病院にて心臓血管外科、救命救急病棟を経験。2021年、看護業界から惜しまれつつも引退。その後「NASMEN CHANNEL / ナスメンチャンネル」をスタート。YouTube活動を通してすべての看護師がよりよい働き方ができるようにと本気で願っており、日々看護のことを考え生きている。

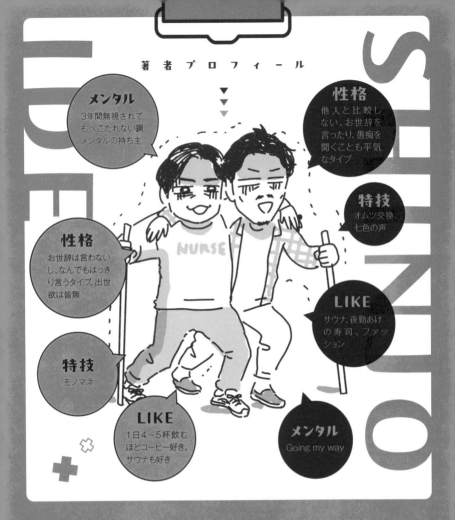

第1章

限界突破中ですが生きてます。

看護師のヘンな生態

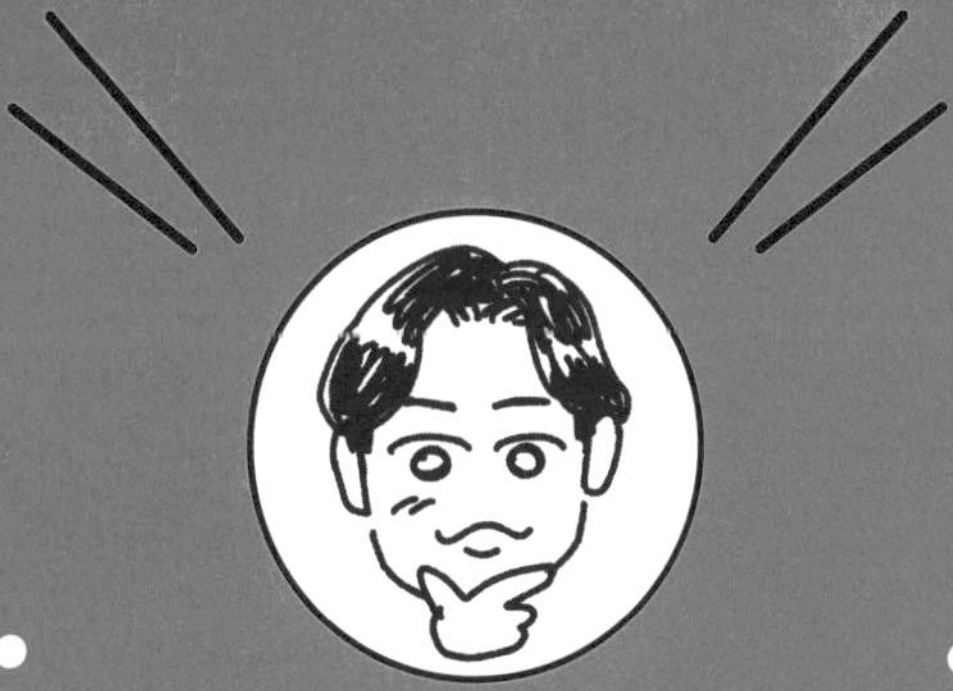

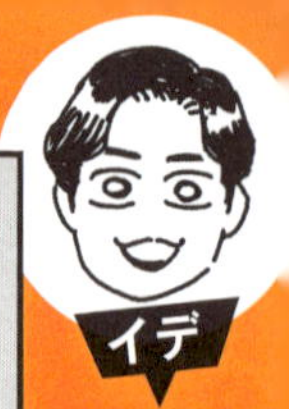
イデ

共感必至？ 看護師の悲しい習性

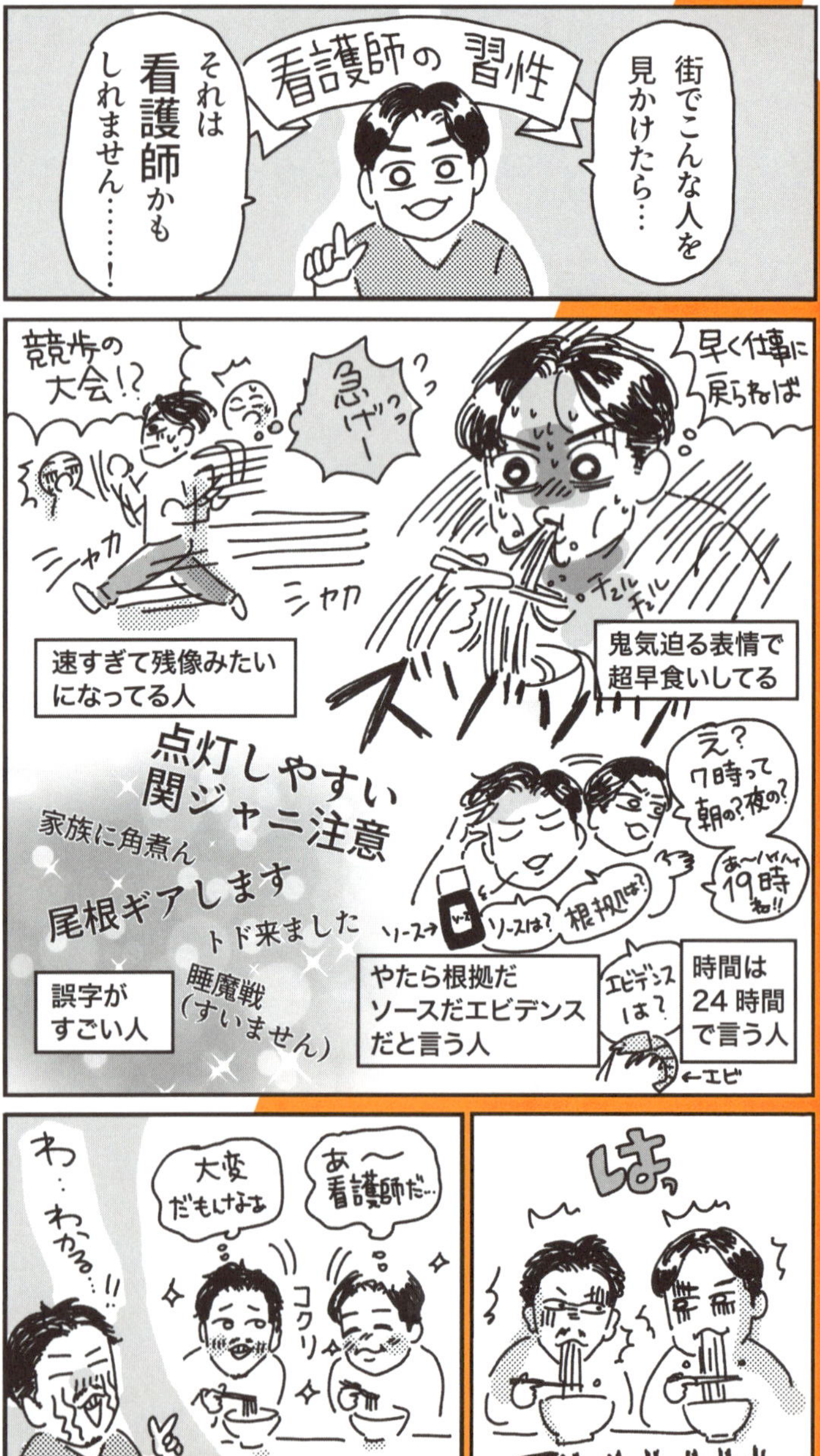
街でこんな人を見かけたら…
看護師の習性
それは看護師かもしれません……！
早く仕事に戻らねば
急げっっー
競歩の大会!?
シャカ
シャカ
チュル
チュル
ズゾゾゾゾゾ
鬼気迫る表情で超早食いしてる
速すぎて残像みたいになってる人
点灯しやすい
関ジャニ注意
家族に角煮ん
尾根ギアします
トド来ました
睡魔戦
（すいません）
誤字がすごい人
え？
7時って
朝の？夜の？
あ〜ハイハイ
19時ね!!
根拠は？
ソースは？
ソース→
やたら根拠だ
ソースだエビデンス
だと言う人
エビデンスは？
←エビ
時間は
24時間
で言う人
わ…わかる…!!
大変だもんなあ
あ〜看護師だ…
コクリ
はっ
ズゾゾゾゾゾ…

看護師には、ちょっと変わった習性がある。もし街で次に挙げる特性に２つ以上当てはまる人を見かけたら、そいつは確実に看護師だ！

早食い

「カレーは飲み物」などと世間ではよく言われるが、**看護師にとって大体の食品が飲み物だ。**たとえ休憩時間が限られていても、流し込むように食事を摂ったら、残り時間は患者さんに行った業務や所見などの記録に充てられる。

確かに、休憩は労働者の権利だ。でも、休憩中は誰にも邪魔されずにパソコンに向かえる唯一の時間であることもまた事実。ゆっくり休むくらいなら**少しでも仕事を進めて、早く帰りたい！**

もし結婚式の披露宴で看護師ばかりの席があったら、そのテーブルだけやたら食べ終わるのが早いはず。機会があったら確かめてみてほしい。

いつでも競歩

競歩の決勝戦か？　というくらい早足なのも、**時間を短縮できるのがそこぐらいしかない**

からだ。

看護師はとにかく忙しい。次から次へとやることが飛んでくるので、一日中動き回っている。いつ突発的に事件が起こるかわからない。だからできる時にできることをやっておかないと、自分の首を絞めることになるのだ。

時間表記は絶対に24時間

プライベートでも「3時に待ち合わせね」「わかった、15時だね」と24時間表記に固執するのは、新人の頃から叩き込まれた看護師の〝鉄の掟〟に依る習慣だ。**看護師は、とにかくインシデントを未然に防ぎたい。**待ち合わせはともかく、薬の投与時間や点滴開始が3時か15時かは、絶対に間違えちゃいけない。

エビデンス求めがち

看護業務において「なんとなく」で判断するなんて、ご法度中のご法度。**なぜそれをするのか、それをすることでどんな影響があるのか、エビデンスを確かめてから動くのは鉄則だ。**

それが高じて「部長、不倫してるらしいよ」のような軽いゴシップに対しても「それってて根拠あるの?」と食い気味に詰めてしまう。かなりめんどくせえタイプであることは否めない。

誤字だらけ

誤字がやたら多い。「点灯しやすい関ジャニ注意する（転倒しやすい患者に注意する）」なんて怪文も……。医療用語はパソコンの予測変換で出てこないことが多い。「胸腔穿刺《きょうくうせんし》」「疼《とう》痛《つう》」とかね。でも我々には誤字を直す余裕すらない。

おわかりの通り、看護師はお局《つぼね》に詰められないために、必死で身を守る術をいつの間にか身に付けてしまった、哀しい生き物だ。

看護師の好物は「共感」だ。もし隣の看護師とうっかり目が合ったら、優しい目でそっと頷いてあげてほしい。きっと心の中で**「うれすぃ～～～～!!」**と叫んでいることだろう。

看護師のヘンな習性は、危険から身を守るための防御反応。生温かい目で見守ってあげて。

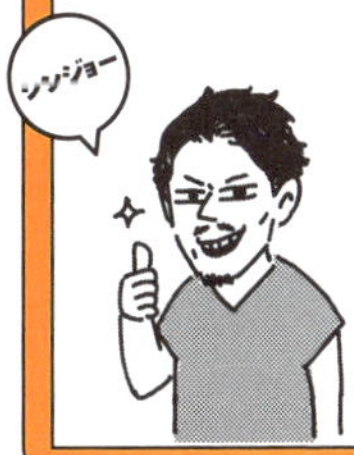

地獄の看護業界で生き残るヤツ4選

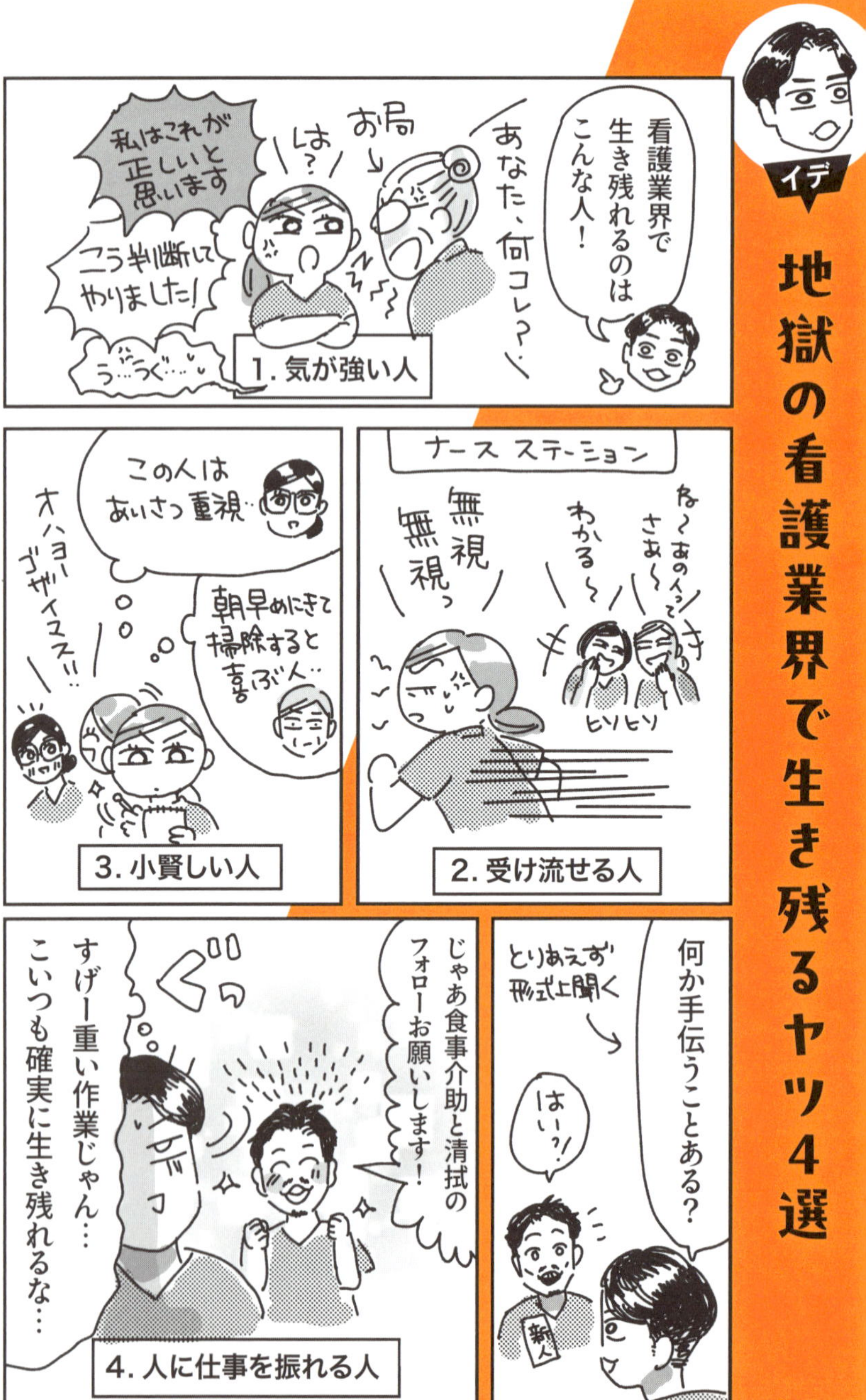
イデ
看護業界で生き残れるのはこんな人！
あなた、何コレ？
お局
は？
私はこれが正しいと思います
こう判断してやりました！
う…うぐ…
1. 気が強い人
ナースステーション
無視無視っ
無視
わかる～
ヒソヒソ
2. 受け流せる人
オハヨーゴザイマス!!
この人はあいさつ重視‥
朝早めにきて掃除すると喜ぶ人‥
3. 小賢しい人
何か手伝うことある？
とりあえず形式上聞く
はい？！
新人
じゃあ食事介助と清拭のフォローお願いします！
ぐっ
すげー重い作業じゃん…こいつも確実に生き残れるな…
4. 人に仕事を振れる人

看護業界は、サバイバルが難しい。奉仕の心を持つ心優しい人から淘汰されてしまう。

ではどんなタイプが生き残っていくのか。これは看護業界に限らず世にはばかるブラックな企業なら大概当てはまると思う。あなたの職場にもこんなヤツ、いない？

気が強い人

ベテラン看護師はもれなく気が強い。お局や師長に理不尽なことを言われっぱなしでしょんぼり、なんてことはない。「私はこれが正しいと思う」「でも私はこう判断してこれをしました」など、言うべきことはしっかり主張する。**やられる前に、やる。**攻撃は最大の防御なり、だ。

受け流せる人

看護師はとにかく噂話と人の悪口が大好きな人種だ。それぐらいしか楽しみがないせいだろう。ナースステーションから聞こえてくる話し声にイヤ～な汗が背中をつたう機会は、それほど稀じゃない。

それを正面からガッツリ受け止めて悩んでしまうタイプだと、あっという間にヤツらの餌食だ。心をバリバリと食われてしまう。好物を捕食するヤツらの顔は、イキイキしているはず。

そういうヤツらは、要はヒマなのだ。足を止めて思い悩んでしまうと、それこそヤツらの思うツボ。

そんな時は、**忙しく動き回っていればいい。**検温に、トイレ介助に、点滴。やることはいくらでもある。そうやって体を動かしているうちに、心底どうでもよくなるはず。そうやって身を守るんだ。

小賢しい人

これは決して悪口ではない。例えば、「この人は大きな声であいさつすることを重視する人」とか「朝早めに来て掃除するとすごく喜ぶ人」のように、**相手が何にこだわるタイプかを観察して、対応を出しわけることができる人は、生き残れる。**

病棟内で力を持っている人を嗅ぎ分け、その人が特に重視している分野の知識や技術をインプットしておいて、ここぞという場面でバーンと出す。「コイツできるな」と思ってもらえれば、威を借りることができるというわけ。

人に仕事を振れる人

何でも自分で背負おうとすると、間違いなく潰れる。それが看護師というもの。なぜなら、**皆スキあらば人に仕事を振ろうとしている**からだ。「入院受け行ってきて」「検査出しお願い」「清潔ケア回るから手を貸してくれる？」……。もちろんお互いさまだし、助け合いによって成り立つのがこの仕事。**情けは人の為ならず。**自分も相手にどんどん振り、ヘルプを求めよう。

とはいえ、「何か手伝うことある？」と先輩が新人に声をかけるのは形式上のこと。「いえ、大丈夫です」と断るのが暗黙の了解。

にもかかわらず「じゃあ食事介助と清拭《せいしき》のフォローお願いします！」と朗らかに重めな作業を投げてくる新人もたまにいて、「コイツは確実に生き残るな……」と思ってしまう。

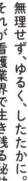

☑ **無理せず、ゆるく、したたかに。それが看護業界で生き残る秘訣だ。とにかく生きろ。**

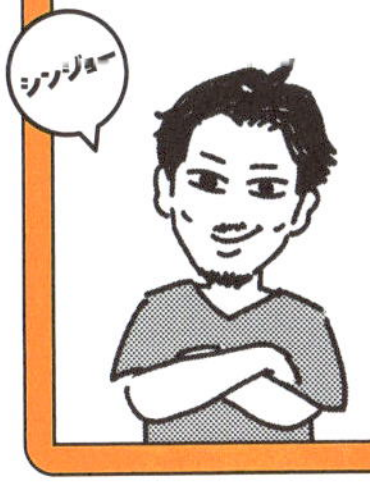

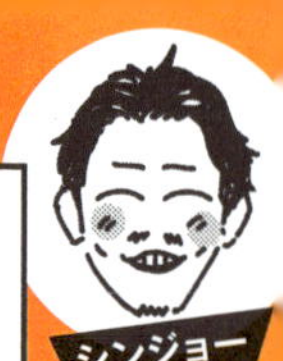
シンジョー

秘密の花園……職場の恋愛♡事情

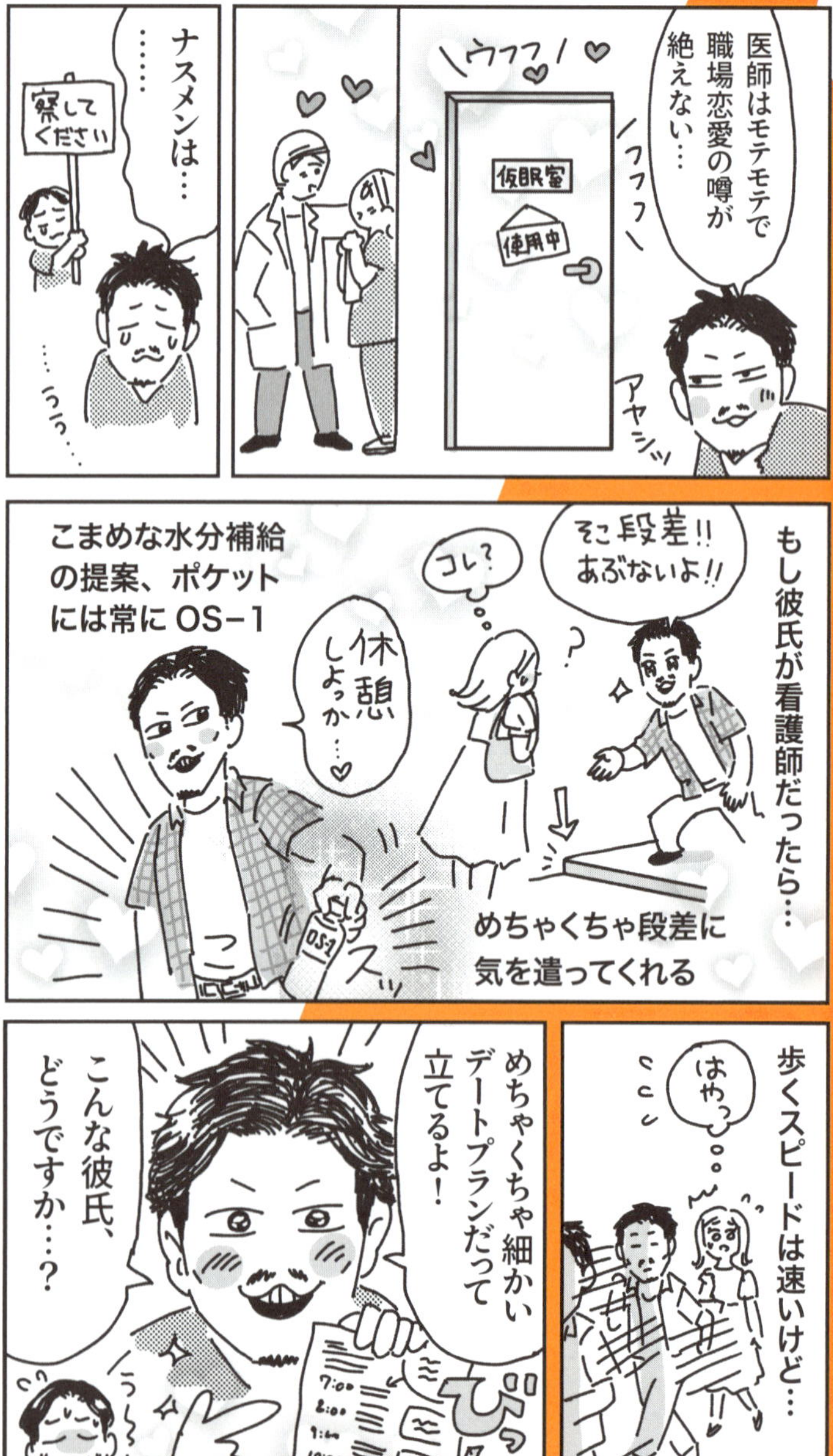
医師はモテモテで職場恋愛の噂が絶えない…
ウフフ
フフフ
仮眠室
使用中
アヤシッ
ナスメンは……
察してください
うう…
もし彼氏が看護師だったら…
そこ段差!! あぶないよ!!
コレ?
休憩しよっか…♡
こまめな水分補給の提案、ポケットには常にOS-1
OS-1
めちゃくちゃ段差に気を遣ってくれる
歩くスピードは速いけど…
はやっ
スタスタ
めちゃくちゃ細かいデートプランだって立てるよ!
こんな彼氏、どうですか…?
うう〜ん
びっしり

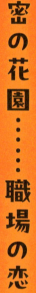

病院内には、さぞかし職場恋愛が多いだろうと想像されるかもしれないが、その通りだ。**なぜならモテまくるからだ。医師が。**

たしかに、白衣を着て患者さんの命を救い、痛みを楽にする処置をしている医師は、めちゃくちゃカッコいい。そして驚くほど激務だ。

病院に住んでるの？　というくらい、ずっと病院にいる。「120連勤達成中！」とフィーバーしている話すら聞いたことがある。

まして病院には、夜勤用の仮眠室もある。あちこちに密♡になれてしまうスペースがあるのだ。「使用中」の開けてはならない扉が、そこに存在してしまう。

というわけで、条件はそろいまくり。

ただ、かなりの確率でバレて病棟中に噂が広まることに。看護師の嗅覚をナメてはいけない。ほんのわずかな距離感の近さや匂いの変化を敏感にキャッチし、あっという間に真相を突き止めてしまうのだ。**探偵は病院にいる。**

看護師はシフト勤務で土日休みではないし、夜勤もあるなど、かなり不規則な勤務体系。その結果、医療従事者同士で交際するケースが圧倒的に多い。

一方で「プライベートまで仕事の話はしたくない」という人も一定数いる。

ごくごくまれに、看護師♡患者というパターンも。80代、90代の患者さんに求婚されるようなかわいらしいケースから、ケガで入院していた若い患者さんと看護師が、退院後に付き合い始めて結婚！　みたいなケースもなくはない。

では我々ナスメンはというと、学生時代からカワイイ看護学生は医学科生に持っていかれ、教室の隅っこでこそこそと講義を受けつつも、グループワークの時だけ担ぎ上げられる存在なのである。

でも、ちょっとだけ想像してみてほしい。もし彼氏が看護師だったら、きっとめちゃくちゃ段差には気を遣ってくれるよ。こまめな水分補給も提案してくれるはず。いつもポケットにOS－1。

ちょっとばかり歩くスピードは速いかもしれないけれど、めちゃくちゃ細かいデートプランを立て、優先順位を明確にしながら計画的にエスコートしてくれるはず。お望みとあらば、トイレだって付き添っちゃうぞ♪

あっ、あっ、引かないで！　最後に一つだけアピールさせて！　男性看護師を彼氏に持つことの一番のメリットは、共感スキルが高いこと。最後まで話をしっかり聞いてくれて、バイオリズムによっては気分が激しく上下することがあっても、察してくれるはず。

こんな彼氏、どうですか？

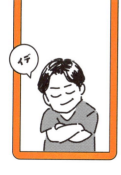

職場内恋愛がお盛んなのは、
それだけストレスの多い職場だとも言える。
とはいえ、不倫・ダメ・ゼッタイ。

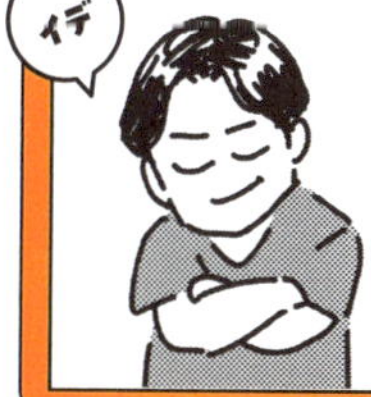

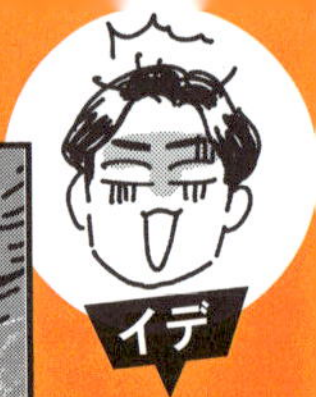
イデ

「普通」の人すらいないから……人間不信はじめました

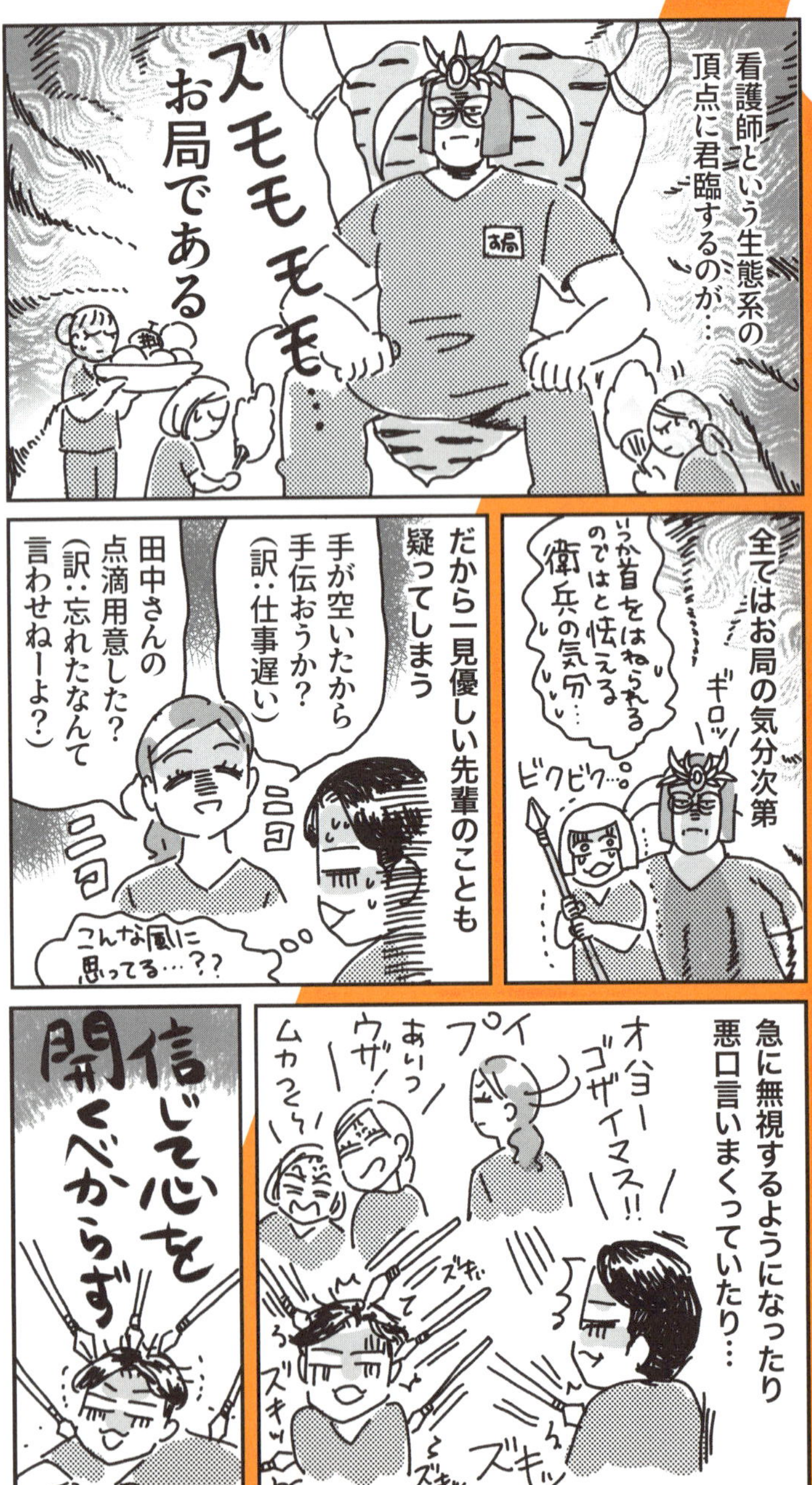

看護師という生態系の頂点に君臨するのが…
ズモモモモモ…
お局である
お局
全てはお局の気分次第
いつか首をはねられるのではと怯える衛兵の気分…
ギロッ
ビクビク…。
だから一見優しい先輩のことも疑ってしまう
手が空いたから手伝おうか？（訳：仕事遅い）
田中さんの点滴用意した？（訳：忘れたなんて言わせねーよ？）
ニコ
ニコ
こんな風に思ってる…？？
急に無視するようになったり悪口言いまくっていたり…
オハヨーゴザイマス!!
プイ
ありっ
ウザ！
ムカつく
ズキッ
ズキッ
ズキッ
ズキッ
信じて心を開くべからず

看護師は、とにかく気の強い人が多い。看護師歴と気の強さ（圧）は比例しているんじゃないかと思ってしまうほど。ナースステーションではしばしば、「K-1の記者会見してる？」というほどのバチバチのにらみ合いとジャブの応酬が繰り広げられている。**純度100％の白衣の天使など、存在しないのだ。**

その生態系の頂点に君臨するのが、お局だ。

その日の勤務を比較的穏やかに過ごせるか、ピリピリヒリヒリ過ごすことになるかは、お局の気分次第。気分屋の皇帝に気まぐれで首をはねられるのではないかと怯えながら過ごしていた衛兵はこんな感覚だったのかもしれない。わかる、わかるよ……！

だから一見優しい先輩のことも、「どこかに裏があるのではないか」と疑ってしまう。だって、つじつまが合わないじゃないか。こんな環境にいて人に優しくできるなんて、あり得ないでしょ。

「手が空いたから、何か手伝おうか？」→「あなた仕事遅いわね？」
「山田さんの午後の点滴、用意した？」→「まさか忘れたなんて言わせねーよ？」

このように、優しい声かけも勝手に怖いセリフに脳内自動変換されてしまう、看護師の哀しい性《さが》。

実際、昨日まで優しかった先輩がある日突然牙をむいて攻撃してきたり、急に無視するようになったり、笑顔で対応してくれていた先輩が休憩室で悪口を言いまくっていたりすると、「ブルータス、お前もか」となる。

けど、「やっぱりな」とも思ってしまう。

朝から元気いっぱいで、看護に対して志高く、謙虚で、嫌味なく手伝ってくれる。**こんないい人から先に潰れていくのが看護業界だ。**

ただ、だんだん人間性が損なわれていってしまうわけではない、というのが僕の仮説だ。

人間は追い詰められると本性が出る。過度な睡眠不足や疲労蓄積による体力の限界、キャパを超える業務量といった要因で、限界水位を突破してしまった結果、**外ヅラを取り繕う余裕すらなくなり、抱えていた闇が放出されてしまう。**

本当はやりたくないのに、新人のあいさつをつい無視してしまうし、自分のことを棚に上げて「点滴の時間、過ぎてるじゃない！」と怒鳴ってしまうし、カルテをぶん投げてしまうんだ。

怒りたくて、怒っているんじゃない。キレたくてキレているんじゃない。みんな、ある意味、激務に追い詰められた被害者なんだ。情状酌量の余地はある。**お局以外は。**

看護師の気が強いのは、環境に適応した結果であって、その人が生まれ持った本質ではない。違う出会い方をしていたら、その人は優しいままでいられたかもしれない。

そう考えたら、なんだか許せそうな気が……しないか。

うっかり信じて心を開いたりしてしまったらアウト。
食うか、食われるかの世界でスキを見せては命取りだ。

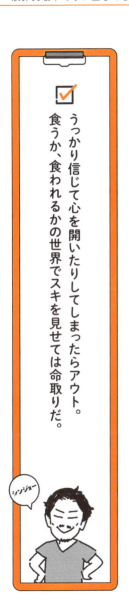

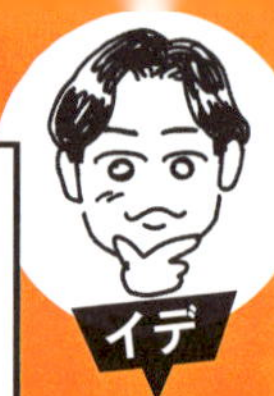
イデ

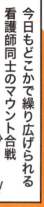

エベレスト級にプライドの高い看護師が多すぎな件

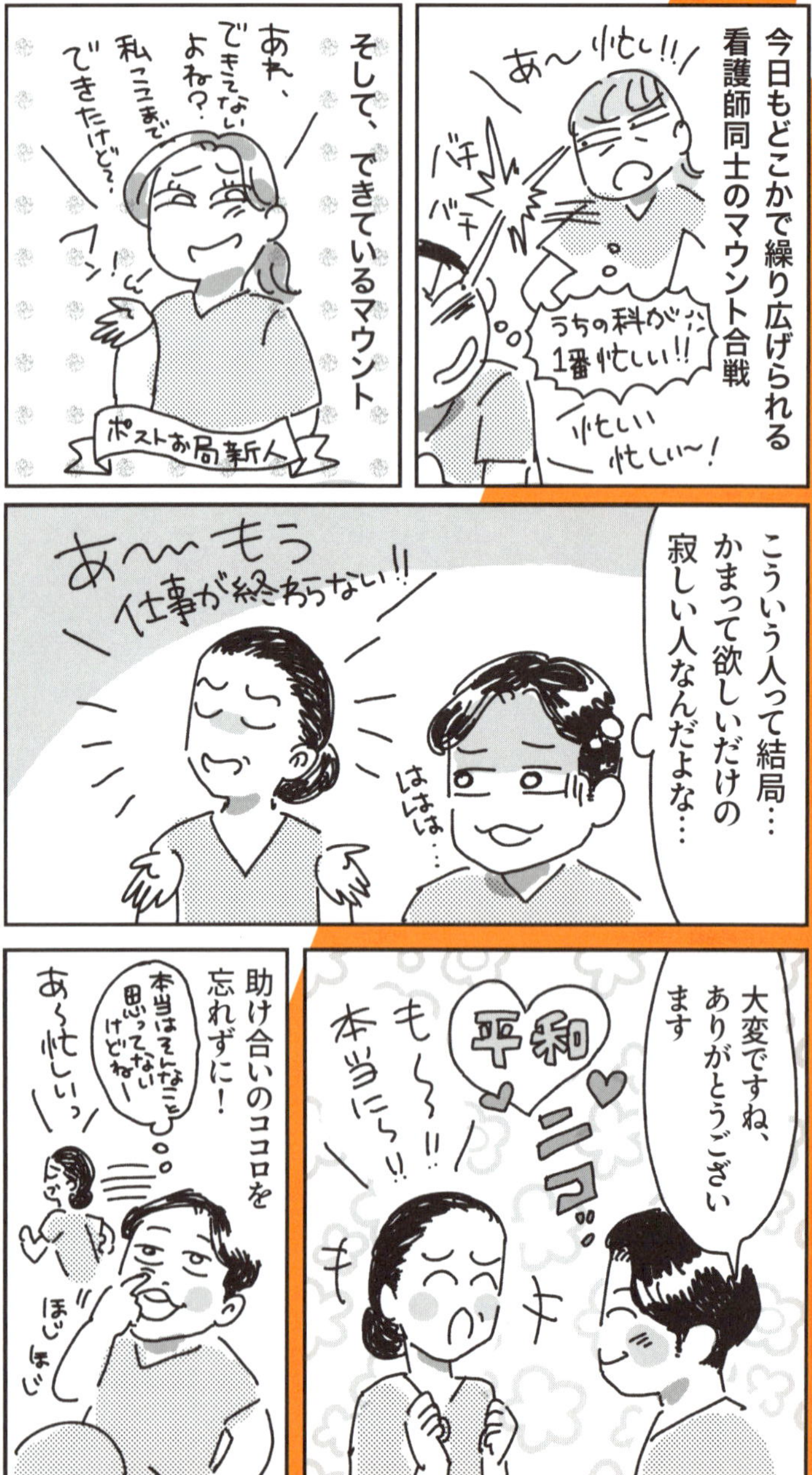
今日もどこかで繰り広げられる看護師同士のマウント合戦
あ〜忙しい!!!
バチバチ
うちの科が1番忙しい!!
忙しい忙しい〜!
そして、できているマウント
あれ、できてないよね?
私ここまでできたけど?
ポストお局新人
こういう人って結局…かまって欲しいだけの寂しい人なんだよな…
あ〜もう仕事が終わらない!!
ははは…
大変ですね、ありがとうございます
平和
ニコ
も〜本当に〜!!
助け合いのココロを忘れずに!
本当はそんなこと思ってないけどねー
あ〜忙しいっ
ほじほじ

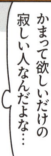

看護師は忙しい。そんなことは、「象の鼻は長い」というくらい当たり前なことだ。終わりが見えないなかでもいかに最善を尽くすか、患者さんに寄り添えるかが問われる仕事なのだ。

忙しいのはお互いさま。**だからこそ助け合いの精神が重要なんだ。**

それなのに「自分の科が一番忙しい」と思い込んでいる看護師は意外と多い。そしてその中でも**自分が一番忙しいと思ってしまっている。**「鏡よ鏡、この病院のなかで一番忙しいのはだあれ？」「それはあなた様です」なんて一人芝居が聞こえてくるようだ……**コワイッ！**

おそらく**プライドの高さゆえにベクトルが全部自分に向いてしまい、周りが見えていないのだろう。**

「私はこんなに頑張っているのに！　なんで周りはやってくれないのっ！」と心の中だけで叫んでいるならまだしも、だいたいそういう人は口に出してしまう。「あなただけじゃないよ？」と周りから生温かい目で見られていることに気づかないのだ。

中には新人なのに、同期に「あれ、まだできてないよね。私はここまでできたけど？」などとマウントを取ってしまうタイプがいる。立派なお局に仕上がる未来しか見えないよね。新人なんて同期しか仲良くできる相手はいないのに。

こうした忙しいマウント、できているマウントの背景には、看護師という仕事に**明確な評価基準がない**ことがある。

新規顧客100件獲得！　売上1000万達成！　のようなわかりやすい到達目標もない。受け持ちの患者数や入院受けや退院出し件数といった仕事量はなんとなくはわかるのだけど、それぞれが病室でどんなことをしているのか、内容はあまり見えてこない。

だから「今日はこんな大変なことがあった！　つらかった！」と**自分からアピールしないと、だれにもわかってもらえない。**

つまり、忙しい忙しいとマウントしてくる人は、かまってほしいだけの寂しい人なんだ。そういう人ほど、上の人に対して実際よりかなり盛ったアピールをするから「優秀なんだな」なんて勘違いをされることもあるけれど、**ただのトークスキルだからね。**

そういう相手には「大変ですね、ありがとうございます」と返してあげるのが一番平和。たとえ感情がまったくこもっていない塩対応だとしても、相手は気づかない。

あまりにイラっとしたら、報告と称してさりげなく気づかせてあげよう。「○○さん、お通じ出てましたよ。もう対応終わっていますけど」みたいに。

あくまでさりげなく、こっちの溜飲が下がればＯＫ。言い合いになるような言い方をしちゃいけない。そんなことで体力を使っていたら、疲れちゃうからね。

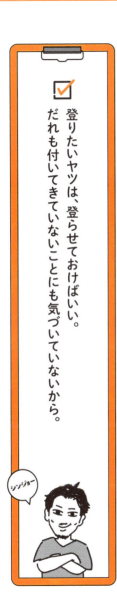

登りたいヤツは、登らせておけばいい。だれも付いてきていないことにも気づいていないから。

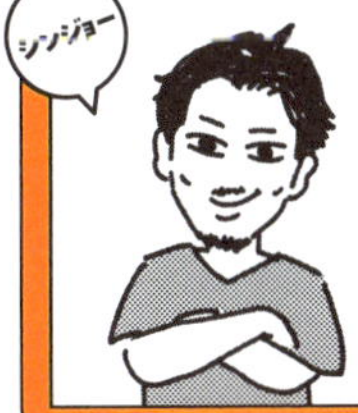

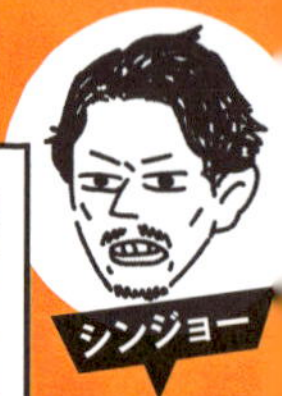
シンジョー

看護師VS看護師の悲しき小競り合い

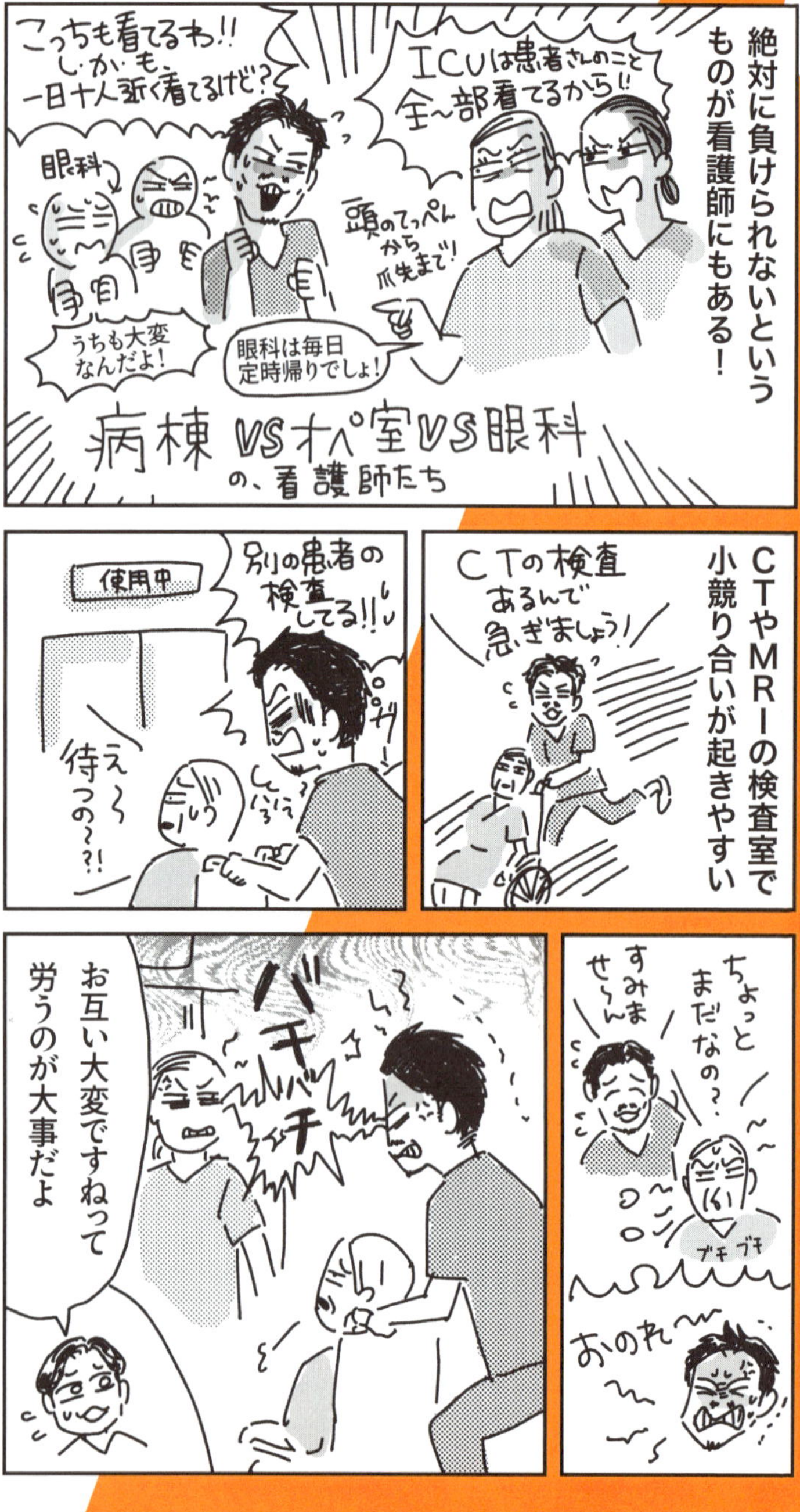
絶対に負けられないというものが看護師にもある！
ICUは患者さんのこと全〜部看てるから!!
頭のてっぺんから爪先まで!
こっちも看てるわ!! しかも一日十人近く看てるけど?
眼科
眼科は毎日定時帰りでしょ!
うちも大変なんだよ!
病棟VSオペ室VS眼科
の、看護師たち
CTやMRIの検査室で小競り合いが起きやすい
CTの検査あるんで急ぎましょう!
使用中
別の患者の検査してる!!
えっ 待つの〜?!
ちょっとまだなの?
すみませ〜ん
ブチブチ
おのれ〜
バチバチ
お互い大変ですねって労うのが大事だよ

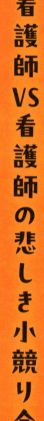

絶対に負けられない戦いというものが、看護師にもある。病院という小さなコミュニティのなかで、「自分たちが一番！」と雄叫びを上げるカテゴリーが存在するのだ。

「ICUは患者さんの頭のてっぺんから爪先まで、全〜〜〜部、看てるから!!」

「病棟看護師だって看てるわ。し・か・も、こっちは一日10人近く看てるけど？」

「眼科さんは……毎日定時で帰れているわけだし……ねえ？」

「いや眼科は眼科で、重症度が低い分だけ入退院が多いから、大変なんだよ！」

こんな醜いマウントの取り合いをしてしまうのは、それだけ井の中の蛙ってこと。**他の仕事の大変さを想像することができていないせいだ。**

小競り合いが発生しやすいのは、検査や手術など他のテリトリーを守る看護師と交錯する場所。

例えばCTやMRIなどの検査で、検査室から呼び出しがかかる。急いで検査出しへという時に限って患者さんが「ちょっとお通じが……」なんてことを言いだしたりするものだ。

そうでなくても車いすやストレッチャーに乗ってもらうのには多少時間がかかる。急いで準備して検査室に行ってみると、待ちきれずに別の患者さんの検査を始めてしまっていて、こっちが待たされることに。**感じ悪ッ！**

そうかと思うと、「手術がもう終わるから迎えを」と呼ばれてオペ室に向かったら、10分以上待たされたあげく「病棟看護師さんって呼んでもすぐ来ないから、早めに呼んでおかないと、こっちが待つことになるんで」なんてことを平気でのたまったりする。**感じ悪ッ！**

普段から一緒に仕事をしていない別属性の看護師同士だからこそ、申し送りもしっかりやるべきだし、協力し合うべきだ。なのにバトルは勃発してしまう。

オペ室看護師や透析室看護師にはひと癖もふた癖もある人が多い（ナスメン調べ）のも理由の一つだろうけど、合理性よりも自分の感情を優先させてしまったら、そりゃあケンカにもなるよね。

お互いが協力し合えば、もっといい看護ができるはずなのに……。

まあ、ワンチャン、共通の敵をディスることでチームが結束するなら、効果はなくはないのかもしれないけれど。

「あっちよりこっちの方が大変だよね！」「私たちめちゃくちゃ頑張ってる！」と傷をなめ合い、承認欲求を満たし合えて、職場が多少なりとも潤うなら、時にはそれもいいだろう。

僕は参加したくないけど。

大人なんだから、お互い大変ですねって認め合おうよ。
そうでなくてもストレスは多いんだから、
身内で削り合ってどうするんだ。

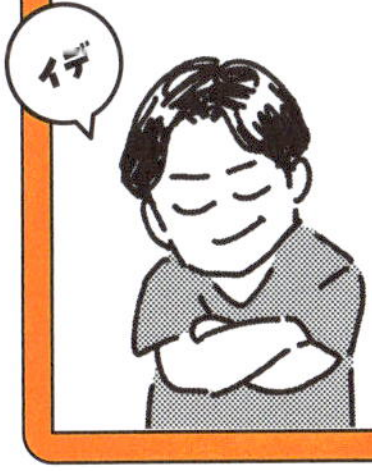

医療関係者と身バレしたくない、謎の心理

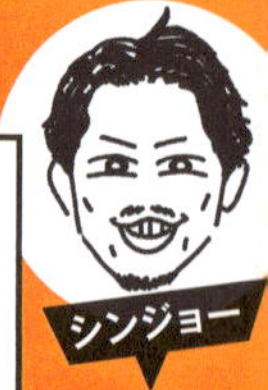

シンジョー

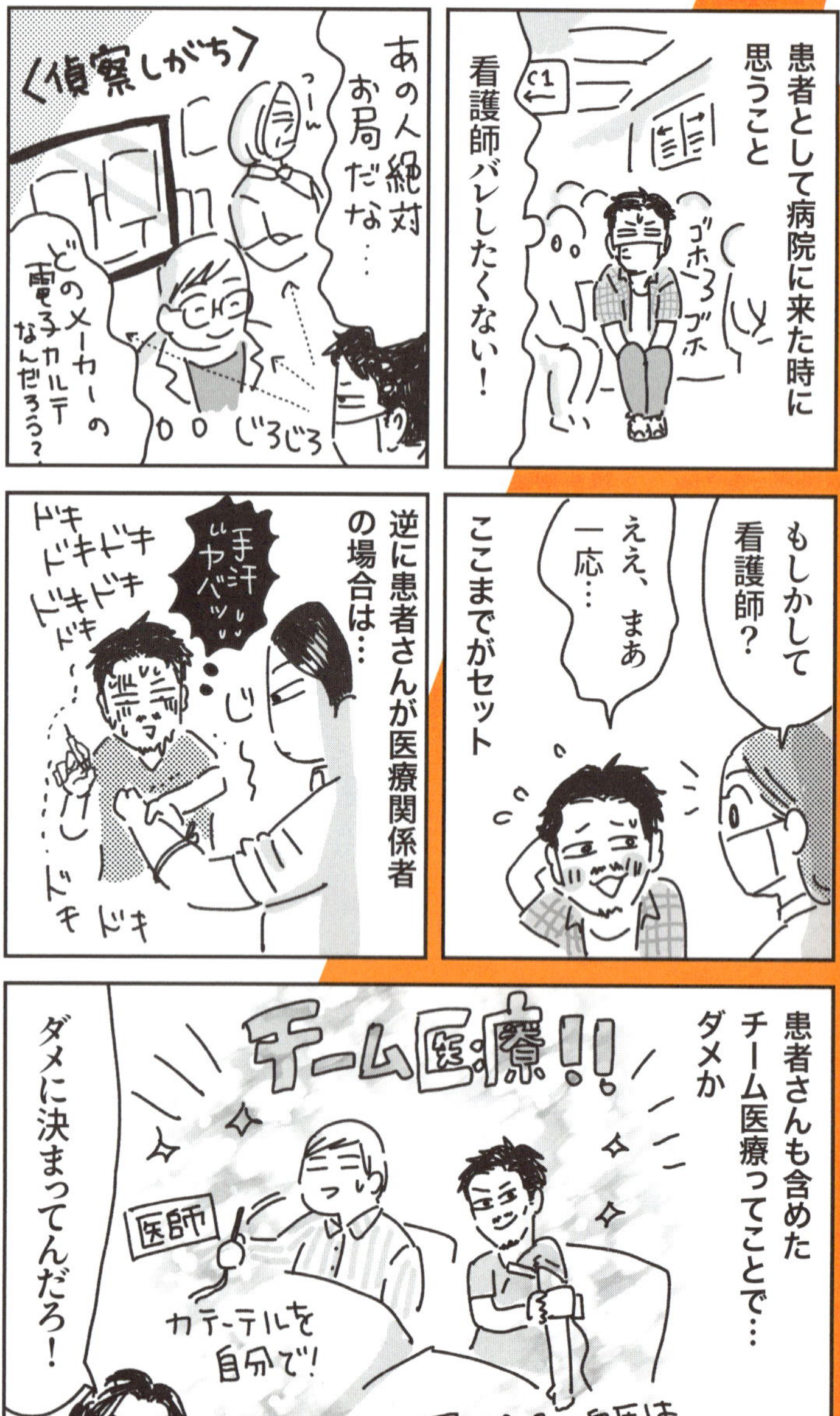

患者として病院に来た時に思うこと
看護師バレしたくない！
あの人絶対お局だな…
どのメーカーの電子カルテなんだろう？
〈偵察しがち〉
じろじろ
もしかして看護師？
ええ、まあ一応…
ここまでがセット
逆に患者さんが医療関係者の場合は…
手汗ヤバッ
ドキドキ ドキドキ ドキドキ ドキ
ドキドキ
患者さんも含めたチーム医療ってことで…ダメか
チーム医療!!
医師
カテーテルを自分で！
看護師
検温と血圧は自分で!!
ダメに決まってんだろ！
いやいや

看護師だって、たまにはカゼを引いたり腰をやっちゃったりして、患者として病院のお世話になることもある。

でもその時、医療関係者だとバレたくない。

なぜって、**「看護師のくせにこんなことも知らないの?」なんて思われたくない**から。

看護師って、医療知識ありそうだと思われるけれど、実際は専門分野以外のことはよくわかっていないのだ（汗）。

だから極力身バレしないように、おとなしくしている。なんならできる限り行きたくない。具合が悪い時ぐらい、病院臭のする場所から離れたいし。

とはいえ拗《こじ》らせても職場に迷惑をかけるので、しぶしぶ受診。長時間待たされる背景もわかっているから「そういうもんだ」とじっと待つ。

待っている間は、ついつい看護師を観察してしまうもの。「あれを持っているってことは、あの検査かな」などと想像してしまう。

もちろん、シマが変わってもお局センサーは敏感に反応。この病院のお局がだれなのか、戦闘力はどの程度なのか、すぐ見極めてしまう。これも悲しい性……。

診察を受ける時は、よどみなく症状を説明しすぎると看護師（による申し送り）感が漏れ出てしまうから、あえて時々言いよどんで**素人感を醸し出す**ようにしている。

カルテにどんなことを書いているのか覗き込みすぎないよう、チラ見程度にとどめている。どのメーカーの電子カルテを使っているのかなんて、気にしちゃダメだってば！

が、なんだかんだ専門用語を使ってしまったり、採血の時に「いつも右の正中で採ってもらっています」と言ってしまったり、血液検査の結果が出たらＣＲＰ値を聞いてしまうとかで、看護師だとバレがち。

で、**「もしかして看護師？」「ええ、まあ、一応」までがセット。**

逆に、**患者さんが医療関係者の場合**は、まるで教習所で鬼教官を横に乗せながらの縦列駐車ばりに、手汗をかきまくる。

「え？　そこから採血しちゃうの？」とか「ナースコール押してから来るまで75秒、遅くない？」なんて思われてやしないかと、**脳内トークの被害妄想が、Ｆｕｕｕ止まらない♪**

実際、入院中の医師に薬や点滴を持っていくと、どういう症状の人にどういう目的で投与するものなのか、とミニ講義が始まることも。貴重な機会だけど、正直仕事中はやめてほしい。

自分の勤める病院に入院した医師は、さすがに恥ずかしくて**自分で膀胱留置カテーテルを抜いた**とか。それなら看護師が入院してきたら、血圧や検温は自分でやってもらったらダメかな？　患者さんも含めたチーム医療ってことで。ダメか……。

看護師が他所《よそ》の医療関係者と接する時、手汗の9割は被害妄想と自意識過剰によるもの。普段から医療関係者に緊張を強いられているせいだと察してほしい。

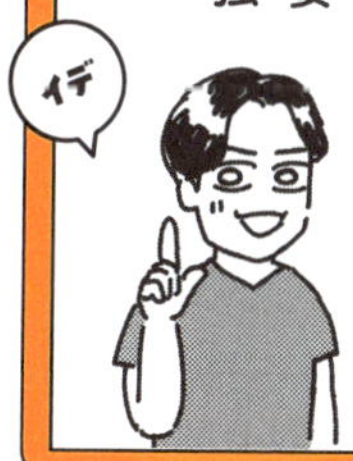

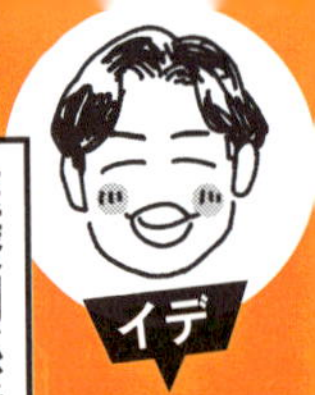
イデ

同僚のギャップにドキッとしてしまう

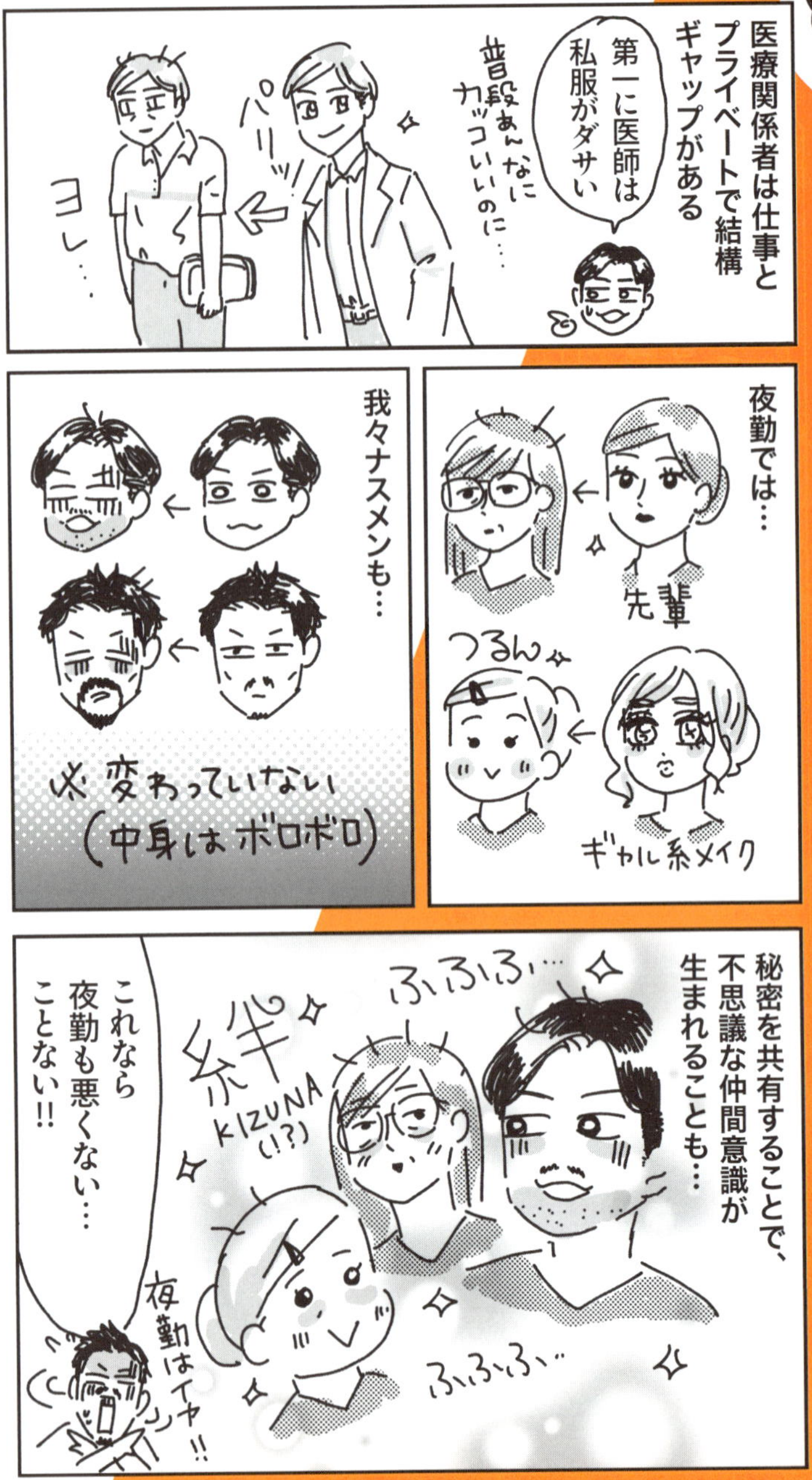
医療関係者は仕事とプライベートで結構ギャップがある
第一に医師は私服がダサい
普段あんなにカッコいいのに…
パリーッ
ヨレ…
夜勤では…
先輩
つるん
ギャル系メイク
我々ナスメンも…
※変わっていない
(中身はボロボロ)
秘密を共有することで、不思議な仲間意識が生まれることも…
ふふふ…
絆
KIZUNA
(!?)
ふふふ…
これなら夜勤も悪くない…ことない!!
夜勤はイヤ!!

看護師や医師は仕事中とプライベートで結構ギャップがあるものだ。

医師なんて顕著なもので、普段あんなにカッコよく患者さんを救っているのに、**私服が残念なほどダサかったりする。**服に興味がないのか？

よれよれのポロシャツで退勤していく姿を見ると、悲しくなるほどだ。白衣フィルターの威力、ハンパないって。

そういう自分も、Ｔシャツ・短パン・サンダルと「今から海行くん？」みたいな恰好で出勤したり、夜勤の時なんかスウェットみたいなダル着で出勤したりする。

普段テキパキしている人が私服だとギャルだったり、「意外とそっち系なんだ……」とギャップを感じることも結構あるのは、お互いさまだ。

そして仕事中とプライベートのあいだにあるのが、夜勤。

夜勤は出勤から退勤まで18時間程度病院に拘束される。さすがに途中で仮眠の時間もあるので、気づいたら先輩がいつの間にか**すっぴん眼鏡にモードチェンジ**されていることも。

ギャル系メイクの後輩が夜勤中はつるっとしたすっぴんで仕事していて、「なんだよ……カワイイとこあるじゃん」と思ってしまったり。

我々ナスメンもヒゲが伸び放題で汚い状態だったりするし、これはもうしょうがない。

むしろこうやって普段とは違う素の自分を見せ合うことで、心の距離が縮まったり、イメージが変わって話しやすくなったりする副次的効果もある（はず）。

秘密を共有することで、不思議な仲間意識が生まれることも。そう考えたら夜勤も悪くない……ことない!!

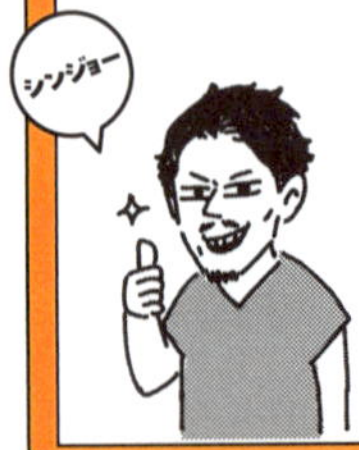

第 2 章

夜勤あけなので
優しくしてください。

看護師の
ハードな日常

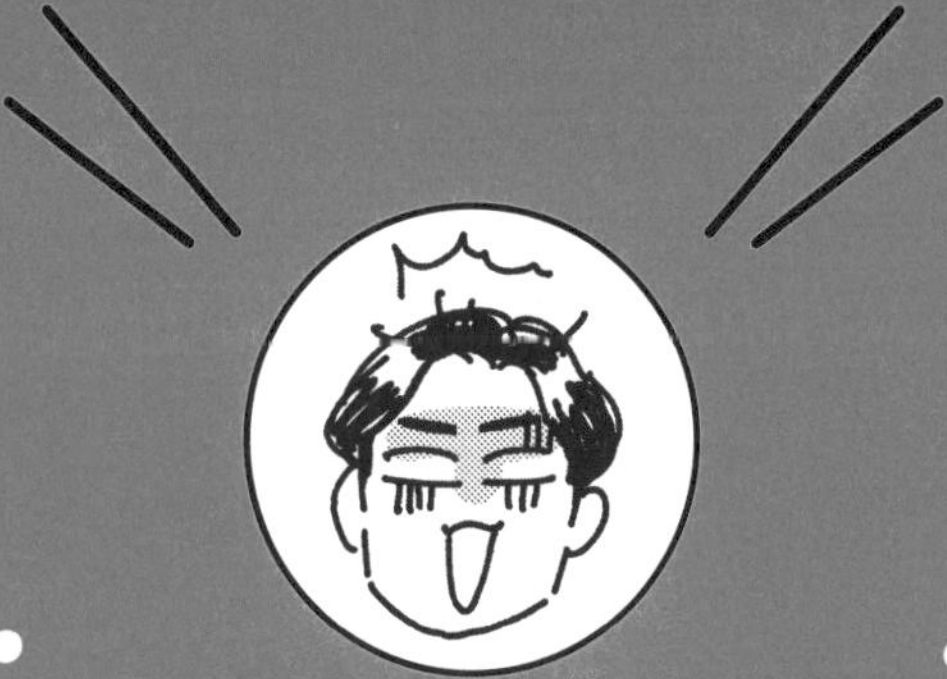

シンジョー

あなたの知らない夜勤の世界

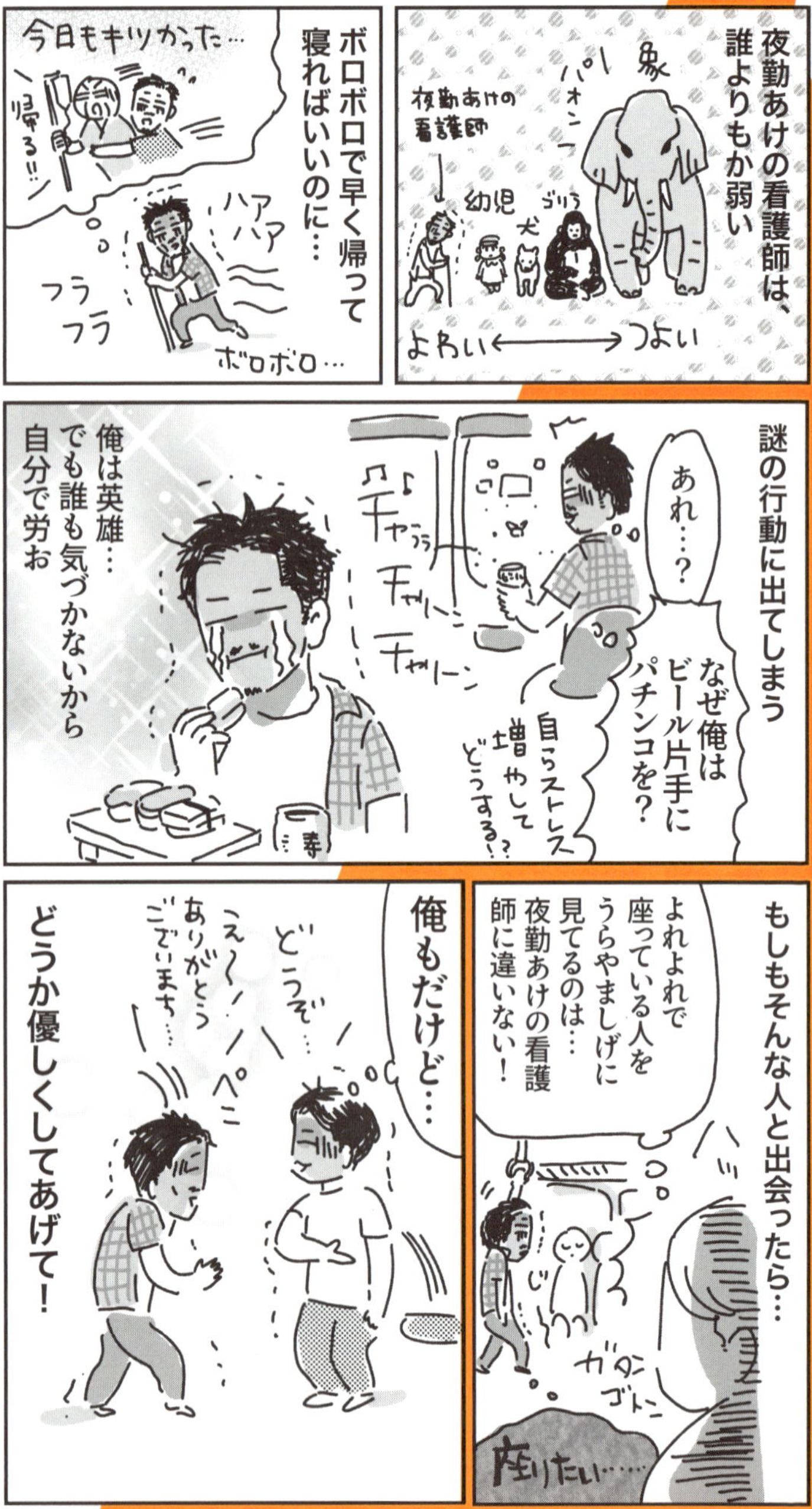
夜勤あけの看護師は、誰よりもか弱い
象
パオーン
夜勤あけの看護師
幼児
犬
ゴリラ
よわい⟷つよい
ボロボロで早く帰って寝ればいいのに…
今日もキツかった…
帰る!!
ハアハア
フラフラ
ボロボロ…
謎の行動に出てしまう
あれ…?
なぜ俺はビール片手にパチンコを?
自らストレス増やしてどうする!?
チャリーン
チャリーン
俺は英雄… でも誰も気づかないから自分で労お
寿
もしもそんな人と出会ったら…
よれよれで座っている人をうらやましげに見てるのは…夜勤あけの看護師に違いない!
ハッ
じー
ガタン
ゴトン
座りたい……
俺もだけど…
どうぞ…
え〜!?
ありがとうございまち…
ペこ
どうか優しくしてあげて!

夜勤あけの看護師は、おそらくだれよりもか弱い。

夜勤あけで満員電車に乗ると、バッキバキに心が折れる。

足腰が弱っている高齢者を凌駕するほど足腰が弱っている状態なので、座っている人に思わず「席を譲ってくれませんか」と言いたくなるほどだ。

夜勤の何が過酷かというと、まず挙げられるのは**勤務時間の長さ。**

2交代制の場合、前残業も含めると**18時間程度病院にいる**こともザラ。

15時すぎに出勤して、帰宅は朝9時。残業が発生するとお昼ごろまでかかる場合も。その間、仮眠はあっても1時間程度。マジで眠い。**歩きながらでも寝られる。**ていうか寝てる。

よく「夜勤って患者さんが寝ているからやることがないのでは？」と勘違いされるが、そんなことを夜勤あけの看護師の前で言おうものなら、命の保証はできない。

患者さんの数が変わらないのに、**日勤に比べて夜勤の看護師の数は半分以下。**

つまり夜勤は、一人あたりの受け持ち患者数が倍！

ほんの一例だが、70人の患者さんを3人で看るなんてことも……考えただけでも恐ろしい。

加えて夜間は帰宅願望が強くなったり、急に暴れ出したり、手術後のためこまめに様子を見る必要のある患者さんがいたりと、**夜特有の対応が必要**になることも多い。

これで緊急入院の受け入れなどが入ろうものなら、まさに「オワタ\(^o^)/」である。

3人しかいない夜勤看護師を緊急入院対応で1人取られると、2人で数十人の患者さんを看て回らなきゃいけない、なんていうことになるからだ。

夜通し病棟内を歩き回り、気づいたら**一晩で2万歩（10キロ）歩いていた**……なんていう日もあった。

もはや夜勤ダイエットじゃん！（でも不思議と痩せない）

やっと終わった……と病院を出るころにはフラフラ。視界はぼやけ、意識も朦朧。判断力が極限まで低下している。寿命を削って働いてる感、ハンパないって。

そんな状態なんだからそのまま帰って寝ればいいのに、**気づいたらパチンコ台の前に座っていたり、なぜか手にビール缶を持っていたり**と、謎の行動に出てしまう場合も多い。

これが、ストレスが極限状態の看護師の末路だ。自らストレスを増やす行動を無意識にとったら危険サイン。**眠くなくても布団に飛び込め。**マジで。


夜勤あけの看護師は、一晩中戦い抜き、病棟の平和を守った英雄なんだ。

でもそんなことはだれも気づかないので、自分で自分を労うしかない。

僕の場合は、夜勤手当で美味しいものを食べることが一番のご褒美。

昼間から目をショボショボさせながら焼肉やちょっといいお寿司を一人で食べている顔色が土気色の人を見かけたら、「ああ、あの人夜勤あけの看護師かもな……」とそっと見守ってあげてほしい。

☑ **夜勤あけの看護師は心身ともにボロ雑巾のような状態。お願い、優しくして。**

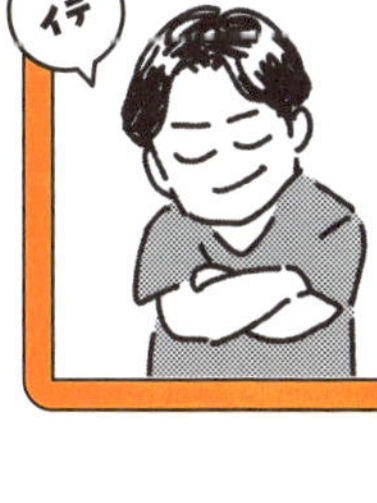

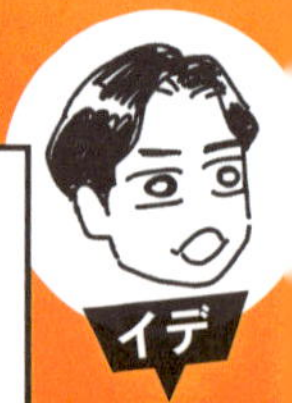
イデ

年末年始お盆GW、大型連休なんてクソくらえだ

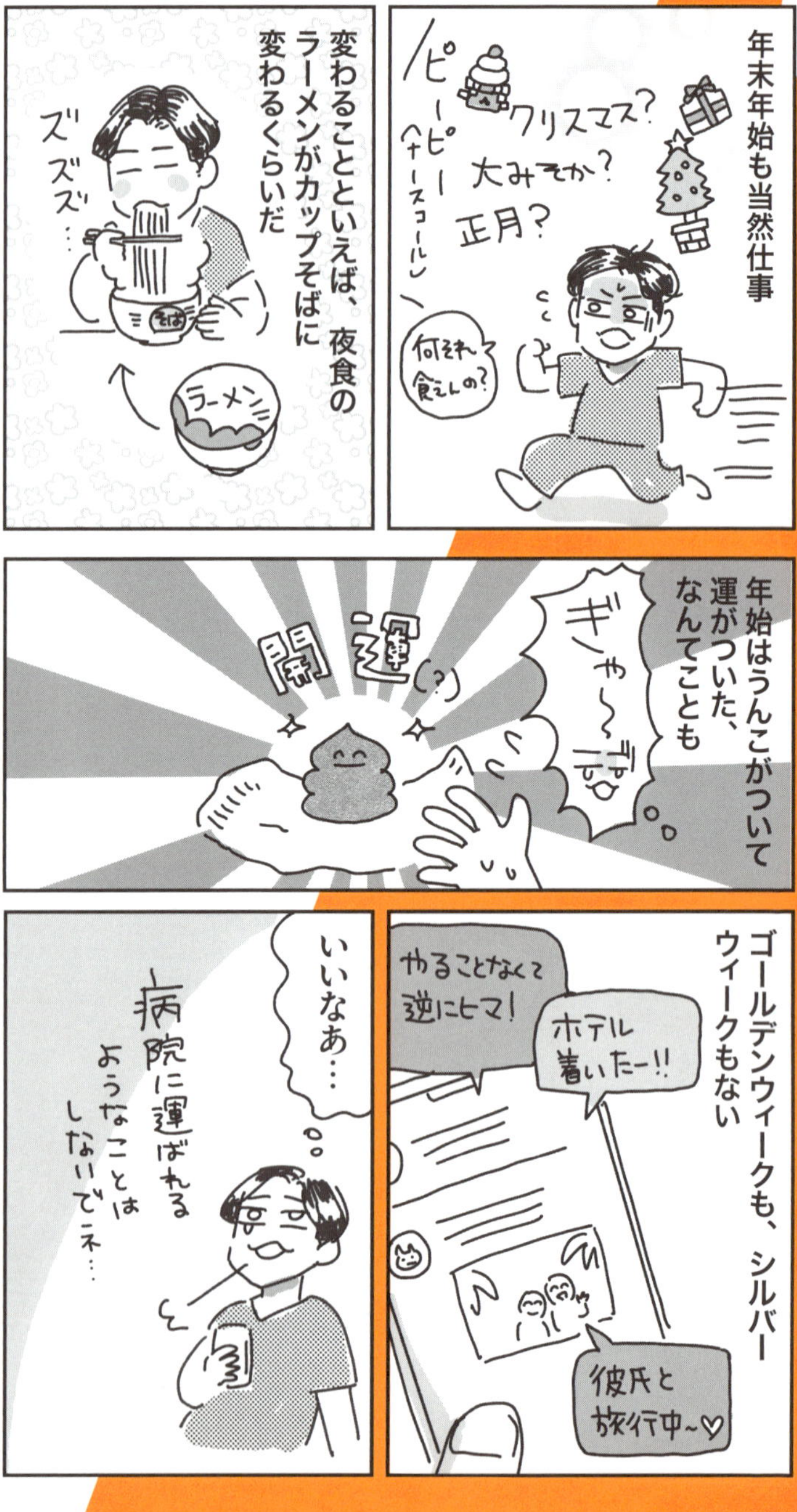
年末年始も当然仕事
クリスマス？
大みそか？
正月？
ピーピー
ナースコール
何それ 食えんの？
変わることといえば、夜食のラーメンがカップそばに変わるくらいだ
ズズズ…
そば
ラーメン
年始はうんこがついて運がついた、なんてことも
ぎゃ〜〜
開運(?)
ゴールデンウィークも、シルバーウィークもない
やることなくて逆にヒマ！
ホテル着いたー!!
彼氏と旅行中〜♡
いいなあ…
病院に運ばれるようなことはしないでネ…

世の中が盛り上がるイベントというイベントは、看護師にはおよそ関係のない世界線だ。

国民のほとんどが家でゆっくりしているであろう12月31日。夜勤に入ると「よいお年を」と「明けましておめでとうございます」が爆速で訪れる。

年越しの瞬間と言えば、ちょうど1日分の尿量を回収するタイミング。なんなら患者さんのオムツ交換の真っ最中にカウントダウン、なんてこともあって「ウン（運）がつきましたね～」なんていうのも鉄板のネタだ。

年末らしさというと、その日の夜食がラーメンじゃなくてカップそばになることくらい。

ただ年末年始は入院患者さんも一時帰宅されることが多く、**人が少なくて意外とヒマ**なことも。緊急入院が入らない限りは。

しかも病院によっては、**結構な額の特別手当が出ることもある**ので、若手など積極的に入りたがる人もいる。**オイシッ。**

病室で患者さんとついお正月番組見ちゃったりして、普段よりゆっくり会話ができる貴重なタイミングでもある。

正月休みは基本ないので、ようやくもらえた休みに帰省しても同窓会などはもう終わっていて、地元に顔を出しても誰もいない。**サミシッ。**

うっかりクリスマスに休み希望なんて出そうものなら「どんな予定があるの？　夜景見ながらプロポーズ？」なんて根掘り葉掘り聞かれるのがオチ。ハイハイ、働きますよぉ。

医療ドラマみたいに看護師がスクラブ（白衣）の代わりにサンタ服を着る、なんてことはないけれど、マライア・キャリーを聴きながら出勤したり、イベント好きな人が休憩室にケーキやチキンを持ってきたりと、気分を楽しまないわけじゃない。**ただただ休めないだけ。**

で、ゴールデンウィーク？　ナニソレ美味しいの？　SNSなんかでは旅先での楽しげな写真が次々とアップされたり、逆に「やることなくてヒマすぎ〜」みたいな声が上がっていたりする。

「リア充爆発しろ」とまでは思わないけれど、「病院に運ばれるようなことだけはするなよ」と念じるばかり。ていうか見たくないっ、そんな世間の浮かれた雰囲気。

でもまあ、もし天地がひっくり返って大型連休なんてもらえたとしても、ただただムダに寝て、ダラダラして、いつの間にかまた寝て……を繰り返すだけだろうけどね。**連休に慣れてないから、上手に使える自信がない。**

だから看護師に休みは、猫に小判かもね。**カナシッ。**

☑ **病院に患者さんがいる限り、必要な看護を提供するのが看護師というもの。カレンダーなど関係ない。**

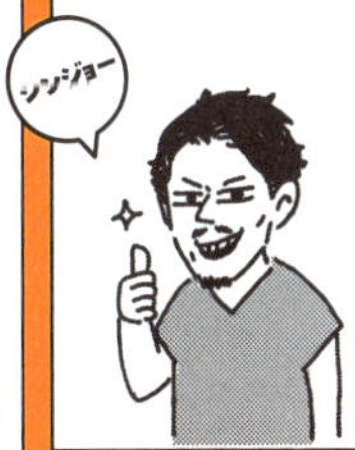

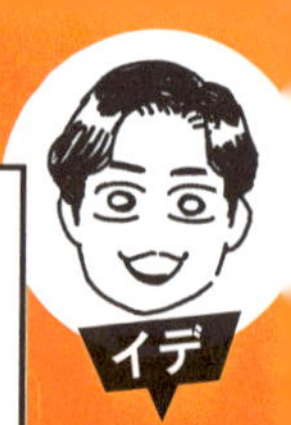
イデ

バレンタインイベント、今年もやりますか？

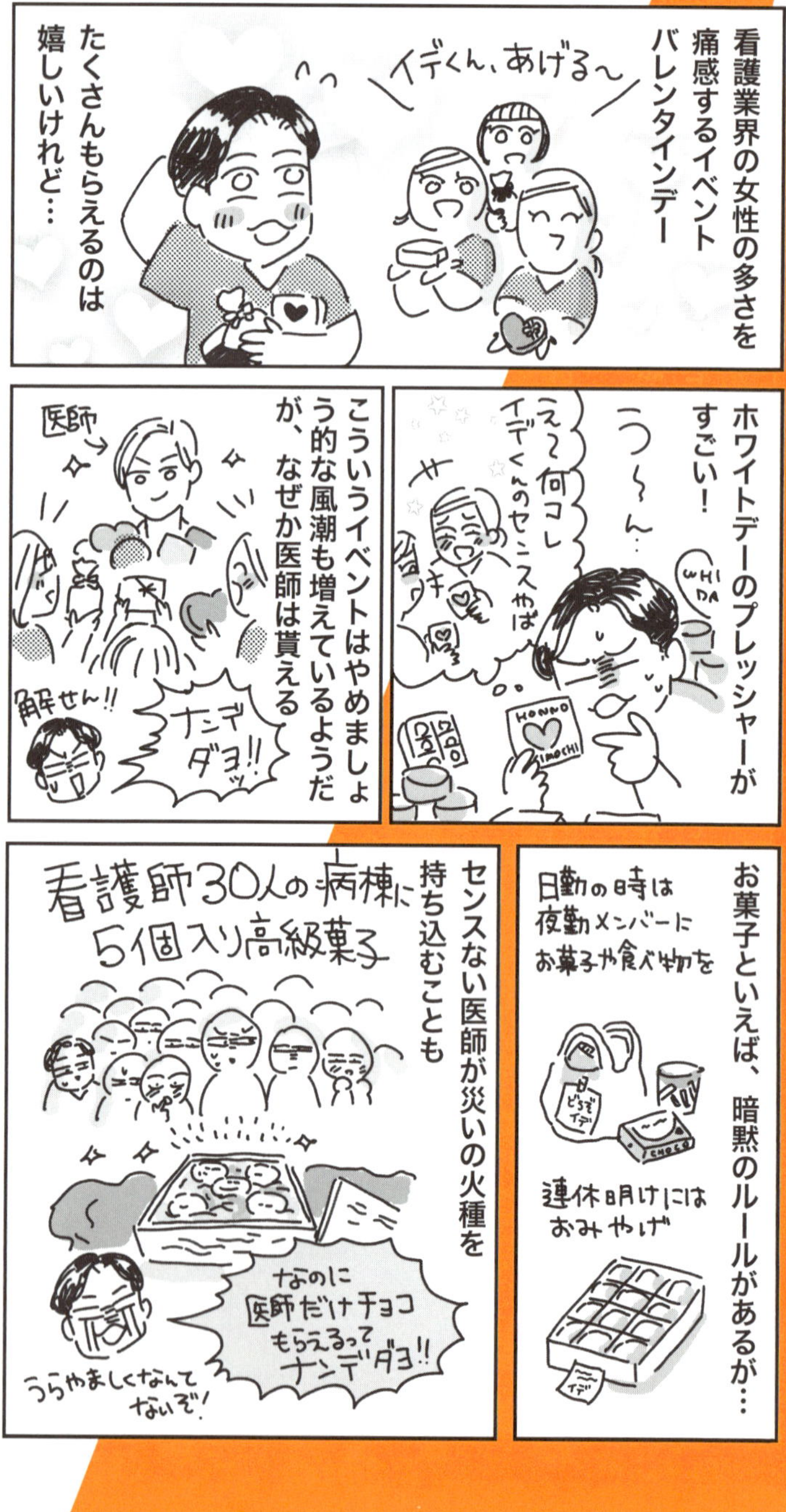
看護業界の女性の多さを痛感するイベントバレンタインデー
イデくん、あげる〜
たくさんもらえるのは嬉しいけれど…
ホワイトデーのプレッシャーがすごい！
う〜ん…
えっ何コレ イデくんのセンスやば
HONNO KIMOCHI
こういうイベントはやめましょう的な風潮も増えているようだが、なぜか医師は貰える
医師
解せん!!
ナンデダヨッ!!
お菓子といえば、暗黙のルールがあるが…
日勤の時は夜勤メンバーにお菓子か食べ物を
どうぞ イデ
CHOCO
連休明けにはおみやげ
イデ
センスない医師が災いの火種を持ち込むことも
看護師30人の病棟に5個入り高級菓子
なのに医師だけチョコもらえるってナンデダヨ!!
うらやましくなんてないぞ!

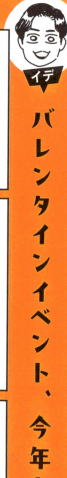

看護業界は、いわば女性の園。ナスメンは圧倒的マイノリティだ。

その事実を強烈に実感するのが、2月14日。いわゆる一つの、バレンタインデーだ。

学生時代、看護学科というこれまた女性の多い学科だったにもかかわらず、不思議と（？）まったくモテなかった自分にとって、女性からたくさんのチョコレートをもらえるこの日は、**一年の中でも特別な日だ。**

一年に一日ぐらい、勘違いしたっていいじゃないか！

ただ、その分ホワイトデーのプレッシャーもすごい。

男性陣からとまとめてお返しするとしても、割り勘する頭数は圧倒的に女性より少ないという、**金銭的な負担がキツくて全然平等じゃない**うえに、お返しを受け取る人数が多い＝審査員が多いということ。

「ナニコレ？　え……イデ君のセンスやば（笑）」
「なかなかのチョイスだね」

なんて鼻で笑われようものなら、もう布団を被って部屋に引きこもりたくなる。しょうがないじゃないか、モテたことないんだから！　女性の喜ぶお菓子なんて、ワカンナイヨッ！

最近は世の中の流れ的にこうしたイベントは止めましょう、としている病院も増えてきているみたいだけど、なぜか医師に渡すのは残るケースが多いようだ。**ナンデダヨッ。**

お菓子といえば、**日勤の時は夜勤メンバーにお菓子や食べ物を買ってくるとか、休み明けにはお土産を買ってくる、みたいな暗黙のルール**がある。

有休をもらって楽しい旅行に行った「お休みありがとうございました」はともかく（これも強制するものじゃないけど）、病欠の場合も「ご迷惑おかけしました」感を出すために**お**

菓子を差し入れするのが暗黙のルールって、ブラック味あるよね。

中にはセンスのない医師がいたりして、看護師が30人いる病棟へのお土産に、5個入りの高級菓子を持ってきたりする。争いの火種をわざわざ持ち込んでどうするんだ。

めちゃくちゃ頭がいいはずなのに、**妙なところで偏差値低くなる**ことがあるんだよね、医師って。なのに医師だけチョコもらえるって……**ナンデダヨッ！**

☑ イベントとは縁遠いのが看護師という仕事ではあるけれど、人間対人間の仕事。時には甘いものでも交換し合って、労い合うのも大事だよね。

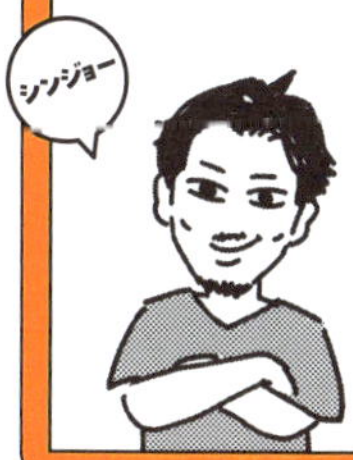

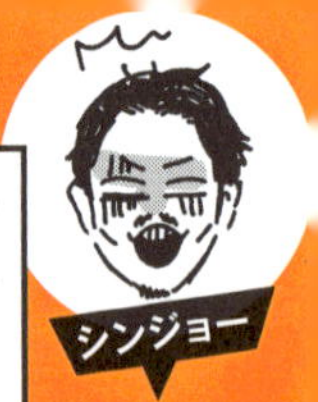
シンジョー

有給休暇は消化できないのが常です

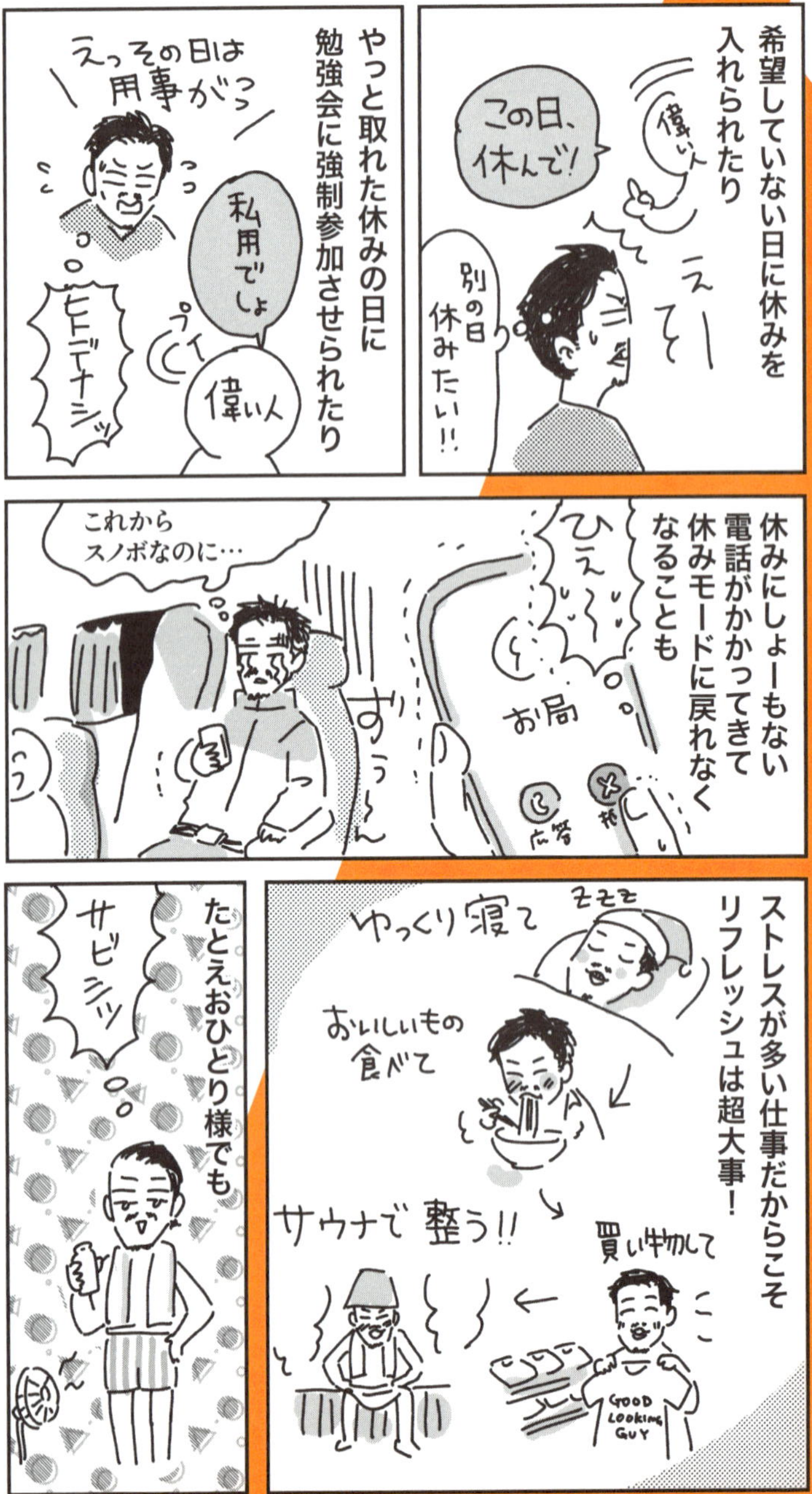
希望していない日に休みを入れられたり
偉い人
この日、休んで!
えーーて
別の日休みたい!!
やっと取れた休みの日に勉強会に強制参加させられたり
えっその日は用事がっ
私用でしょ
プイ
偉い人
ヒトデナシッ
休みにしょーもない電話がかかってきて休みモードに戻れなくなることも
ひえ〜〜
お局
応答
拒否
すぅ〜ん
これからスノボなのに…
ストレスが多い仕事だからこそリフレッシュは超大事!
ゆっくり寝て
zzz
おいしいもの食べて
買い物して
サウナで整う!!
GOOD LOOKING GUY
たとえおひとり様でも
サビシッ

有給休暇。それは組織で働く者が行使できる当然の権利のはずだ。

だがしかし、「患者さん第一」の名のもとに、**まったく消化できないのが看護師**だ。業界全体でほんのりと「有休を取ることは悪」という空気を醸し出してすらいる(ナスメン調べ)。

急な予定変更はまず受け入れられない。事前に希望すればシフトに反映してもらえることもあるが、希望していない日に「ここ休んで」と休みを入れられることもある。

今いる病院を退職して別の病院に移る場合も、残った有休を消化できた人なんて、今のところ見たことがない。

3月31日まで仕事をして、新しい病院には4月1日から出勤、なんていう方が一般的だ。

ヒトデナシッ!

連勤でやっと休みが取れたとしても、そこに**勉強会や病棟会議、研修なんかがバッティングしたら、強制参加**という病院もあるとか。ホラーだよね。

休み希望を出していたのに「教授の講演会が入ったから休みは認められない」と突然出勤に替えられたり。あげく用事があると言うと**「私用でしょ？」**。**ヒトデナシッ！**

院外研修なんて「その日休みにしておいたから、しっかり勉強してきてね」なんて言われたりすることも。**つまり、無給。ひぃぃぃぃぃぃ。**

休みの日に勉強会なのと、夜勤あけでそのまま勉強会、どっちが地獄かな？　なんて、考えても仕方のないことを考えてみたりする。

どうせ休みは寝だめするつもりだったから、勉強会で寝ればいいか♪　なんて、割り切れるはずはない。

幸運にも休みが取れてのんびりしている時でも、携帯電話が鳴るとビクッとしてしまう。

表示された相手の名前は「お局」。

これが結構ある。患者さんの持ち物がなくなったとか、昨日○○さんに薬を何錠飲ませたかとか。

「電話で聞いてみるわ」って、緊急じゃない用事でも電話するハードルが低い人もいるから、タチが悪い。

電話のせいで一度仕事モードがオンになっちゃうと、もう休みモードには戻れない。

スノボに向かう行きのバスの中で病棟から電話がかかってきちゃって、もうその旅行がまったく楽しめなくなっちゃった経験もある（涙）。

ストレスの多い仕事だからこそ、リフレッシュは超大事。

ゆっくり寝て、美味しいものを食べて、気になっていたお店で買い物をして、仕上げにサウナで整う。

こんな充実した一日を過ごすことは絶対に必要なんだ。

たとえ、周りと休みの日が合わないから全部一人で楽しむのだとしても。**サビシッ。**

☑ 看護師は急なシフト変更に対応しにくい。遊びの誘いはお早めに！　ね！

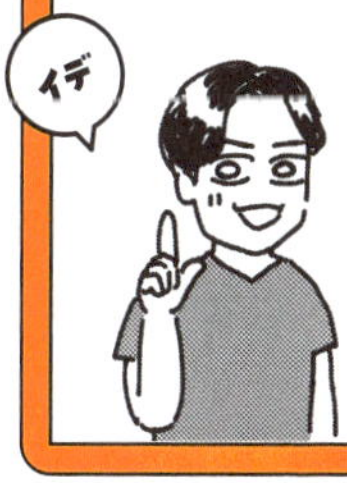

イデ

イルカ並みの聴力がある（かもしれない）

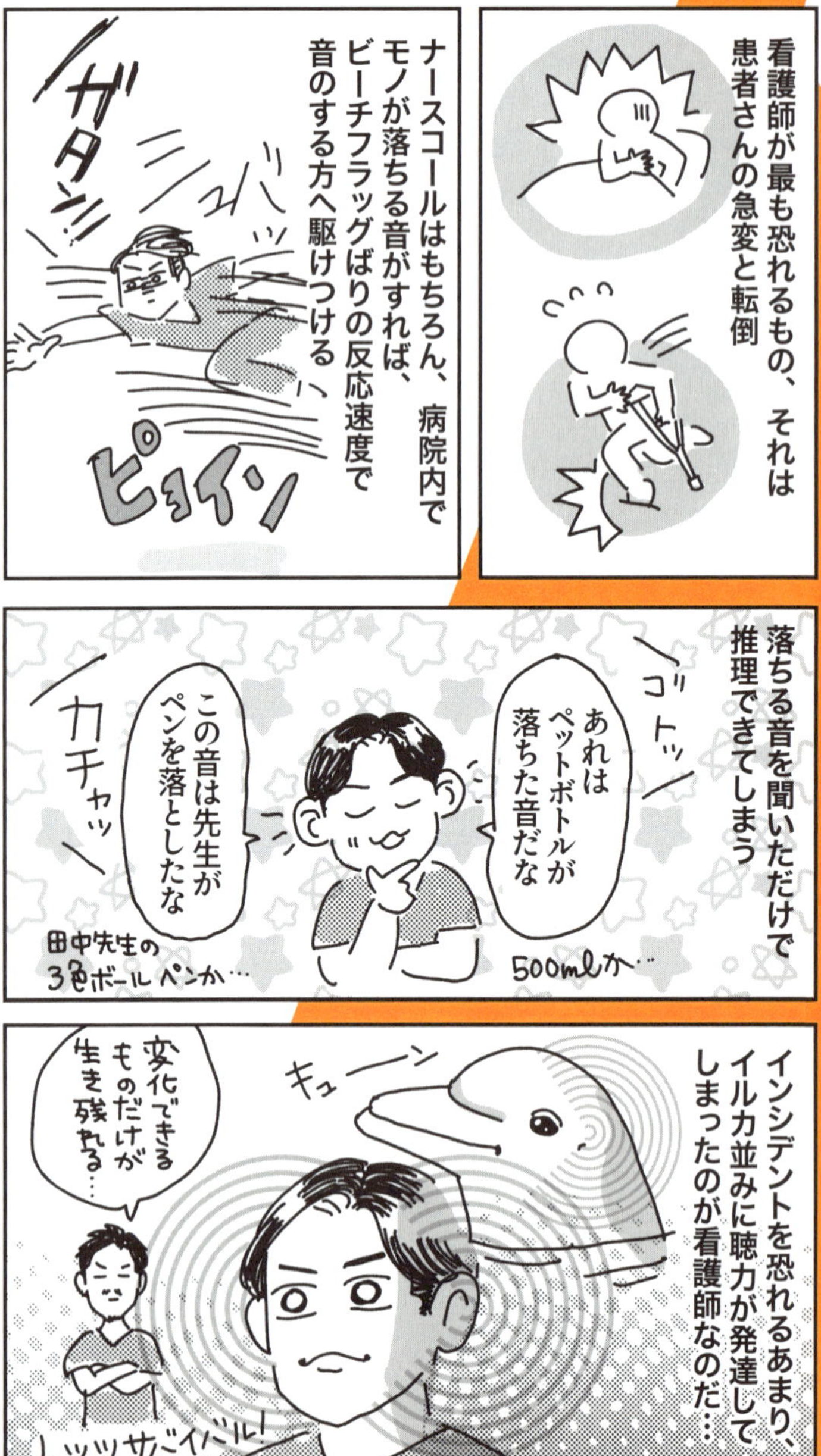
看護師が最も恐れるもの、それは患者さんの急変と転倒
ナースコールはもちろん、病院内でモノが落ちる音がすれば、ビーチフラッグばりの反応速度で音のする方へ駆けつける
ガタン!!!
ピョイン
落ちる音を聞いただけで推理できてしまう
ゴトッ
あれはペットボトルが落ちた音だな
500mlか…
カチャッ
この音は先生がペンを落としたな
田中先生の3色ボールペンか…
インシデントを恐れるあまり、イルカ並みに聴力が発達してしまったのが看護師なのだ…
キューーン
変化できるものだけが生き残れる…
レッツサバイバル!

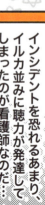

看護師の特徴の一つとして、**異様なまでに発達した聴覚**が挙げられる。看護師歴に比例して年々発達していくのかもしれない。その背景をひも解いてみよう。

看護師が恐れるものの一つ、それは患者さんの「急変」。

忙しく動き回りながらも、心電図のアラーム音に常に耳をそばだてている。少しでも変わった音がしたら、すぐに駆け付けなければならないからだ。

清潔ケアをしていても、食事を介助していても、常に聴覚に神経を張り巡らせているといっても過言ではない。

だから異音がすると猛ダッシュで駆け付ける。と、なんのことはない、歯磨きVT（歯磨きの体動によって心電図にノイズが発生して心室頻拍に見える現象）だった、なんていうことも。**ヨカッタ……。**

同じく看護師が極度に恐れているのが、患者さんの転倒。転倒＝インシデント。絶対に、あってはならないことだ。

ベッド柵が落ちるガタンという音が耳に入った瞬間、その場にいる看護師全員がビーチフラッグばりの反応速度で音のする方へ駆け付ける。

今となっては物が落ちる音を聞いただけで「あれはペットボトルが落ちた音だな。この音の大きさからすると、500ミリリットルか」とか、「この音は、先生がペンを落としたな。ちょっと大きめだから、3色ボールペンか？　ということは……落としたのは田中先生か」など、**音だけで推理できてしまう（？）。**

さらに無視できない音として、ナースコールもある。

緊急事態が起きた時や助けがほしい時に、患者さんが医療従事者を呼び出す時に使うもの、それがナースコール。

つまり、患者さんからのSOSだ。

時には「おやすみなさいが言いたくて」のようなかわいらしい用事で使われることもあるが、ナースコールが聞こえれば、急いで病室に駆け付けるのが看護師の仕事。聞き逃さないように意識しなければならない。

おかげで、休みの日でもナースコールや心電図モニターのアラーム音など、ヤバイ幻聴が聞こえがち。

ナースコールが鳴りやまない悪夢にうなされて起きることもあれば、**無意識に鼻歌でメヌエット**（ナースコールによく使われる曲）、なんてことも。

完全に洗脳されている……。

インシデントを恐れるあまり、イルカ並みに聴覚が発達してしまったのが看護師なのだ。

すべての進化には理由がある。

「唯一生き残るのは、変化する者である」ってダーウィンも言ってたよね。サバイバルしなきゃ。

☑ 特に夜勤の時、静まり返った病棟内で物音がすると、いろんな意味でビクッとするから、ほんとヤメテ。

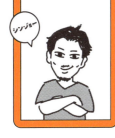

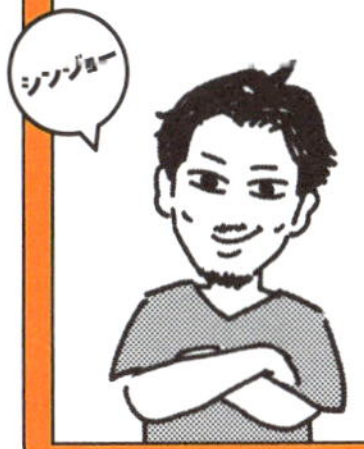

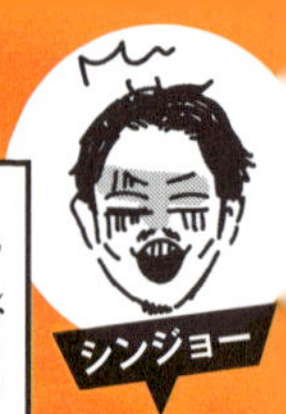
シンジョー

誰を信じればいいのか、常にわからない

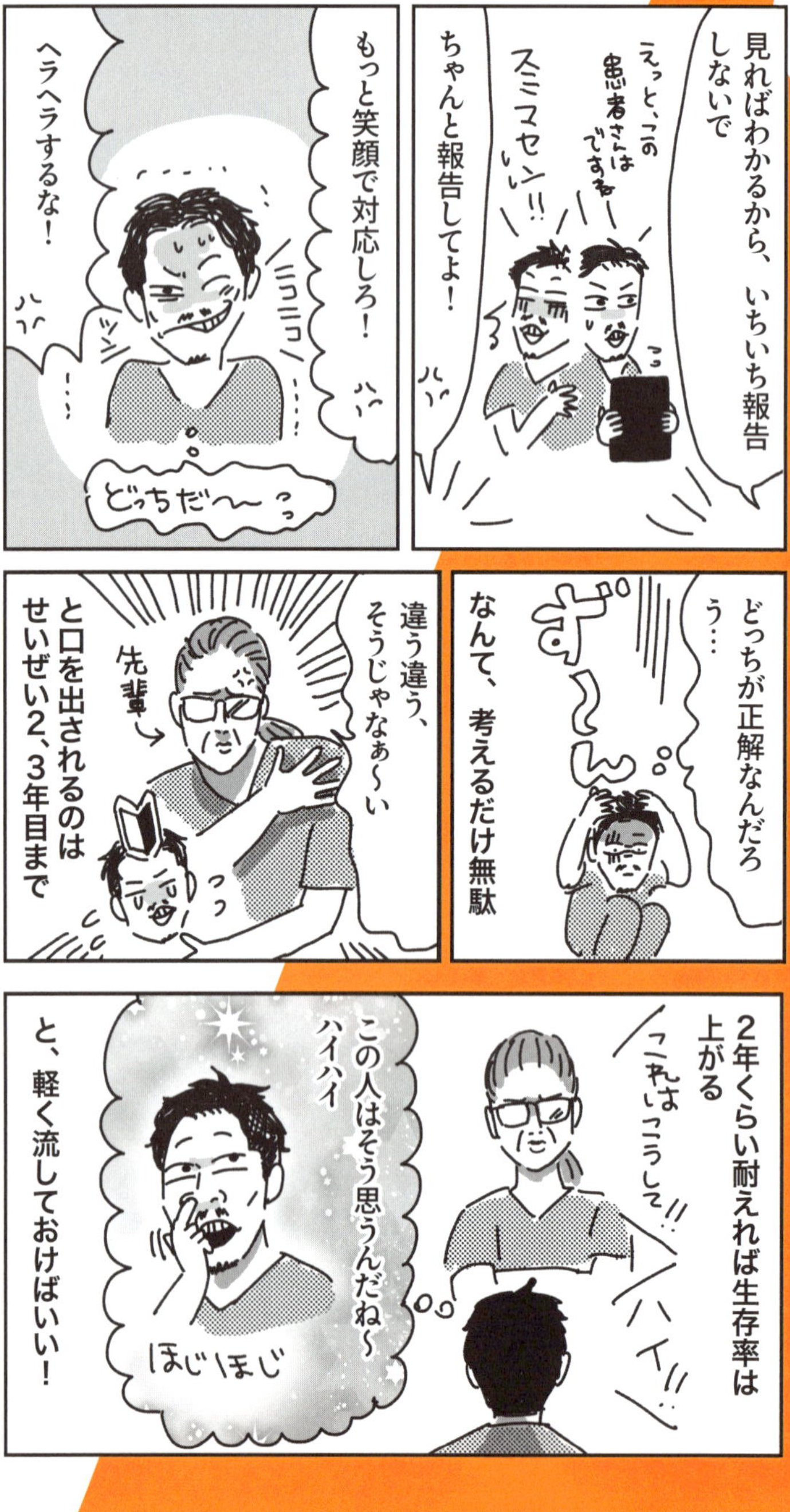
見ればわかるから、いちいち報告しないで
えっと、この患者さんはですね
スミマセン!!
ちゃんと報告してよ!
ハッ
もっと笑顔で対応しろ!
ニコニコ
ツン
ハッ
ヘラヘラするな!
どっちだ〜〜っ
どっちが正解なんだろう…
ずーん。
なんて、考えるだけ無駄
違う違う、そうじゃなぁ〜い
先輩
と口を出されるのはせいぜい2、3年目まで
2年くらい耐えれば生存率は上がる
これはこうして!!
ハイ!!
この人はそう思うんだね〜ハイハイ
ほじほじ
と、軽く流しておけばいい!

当然、看護に正解はない。その時その瞬間に、おそらく最善だと思われる対応をするだけだ。一人ひとりがそれぞれの看護観を持っているもの。

みんな違って、みんないい看護師。

とはいえ、別々の先輩から正反対の指導を受けたり、180度違う指示をされると、どっちを信頼すればいいのか、めちゃくちゃ迷う。

例えば日勤から夜勤への申し送りの時に、カルテに書いてあることを伝えようとすると「見ればわかるから、いちいち報告しないで。時間がもったいない」と怒られる。何も「空は青いですね」と報告したわけじゃないのに……。

ならば、とカルテに書いたことは言わずにまとめようとすると「ちゃんと報告してよ！」と怒られる。どっちが正解なのか、まったくわからない。**地獄っ！**

忙しい時に心を無にして作業していると**「もっと笑顔で対応しろ」**と叱られ、できる限りニコニコしようと心がけると**「ヘラヘラするな」**と叱られる。**地獄っ！**

しかしこういうのは、受験勉強と同じで、**傾向と対策を覚えればいい。**

この人は「しちゃダメ派」だったな、やめておこう。
この人は「これしなきゃダメ派」だから、やっておこう。
この先生の時の物品はコレが必要だけど、あの先生の時はフォーメーションBだ。

どっちが正解なんだろう？　なんて考えるだけムダ、ムダ。

正解なんてないんだから、お作法としてその人のこだわりを覚えて、地雷を踏まないように気を付ける。

それが文字通り自分の身を守ることになる。

特に新人は優先順位なんてわからなくて当たり前なんだから、場数を踏むしかない。
こっちかな……？　あっ、爆発した！　これはダメか。じゃあこっちにしよう。

そんな風に慣れていくしかないし、みんなが命からがら通ってきた道なんだ。

周りが「違う違う、そうじゃなぁ～い」と口を出したがるのは、せいぜい2、3年目まで。

それ以降は、もう立派な中堅。構っているヒマなんてない。

だからそれまで耐えろ。なんとか耐えるんだ。**2年耐えれば生存率は格段に上がる。**

「この人はそう思うんだね～、ハイハイ」って軽く流しておけばいい。

☑ **誰を信じればいいのかわからなくなった時は、自分を信じればいい。そんな歌、あったよね？**

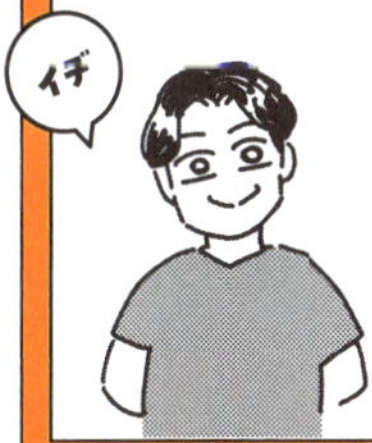

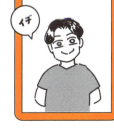

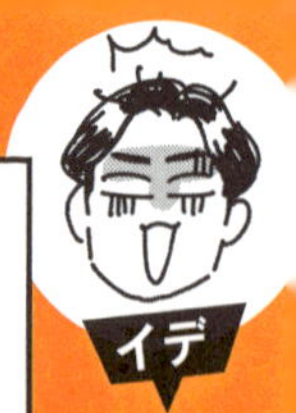

ツイてない……今日も食らうよ、インシデント

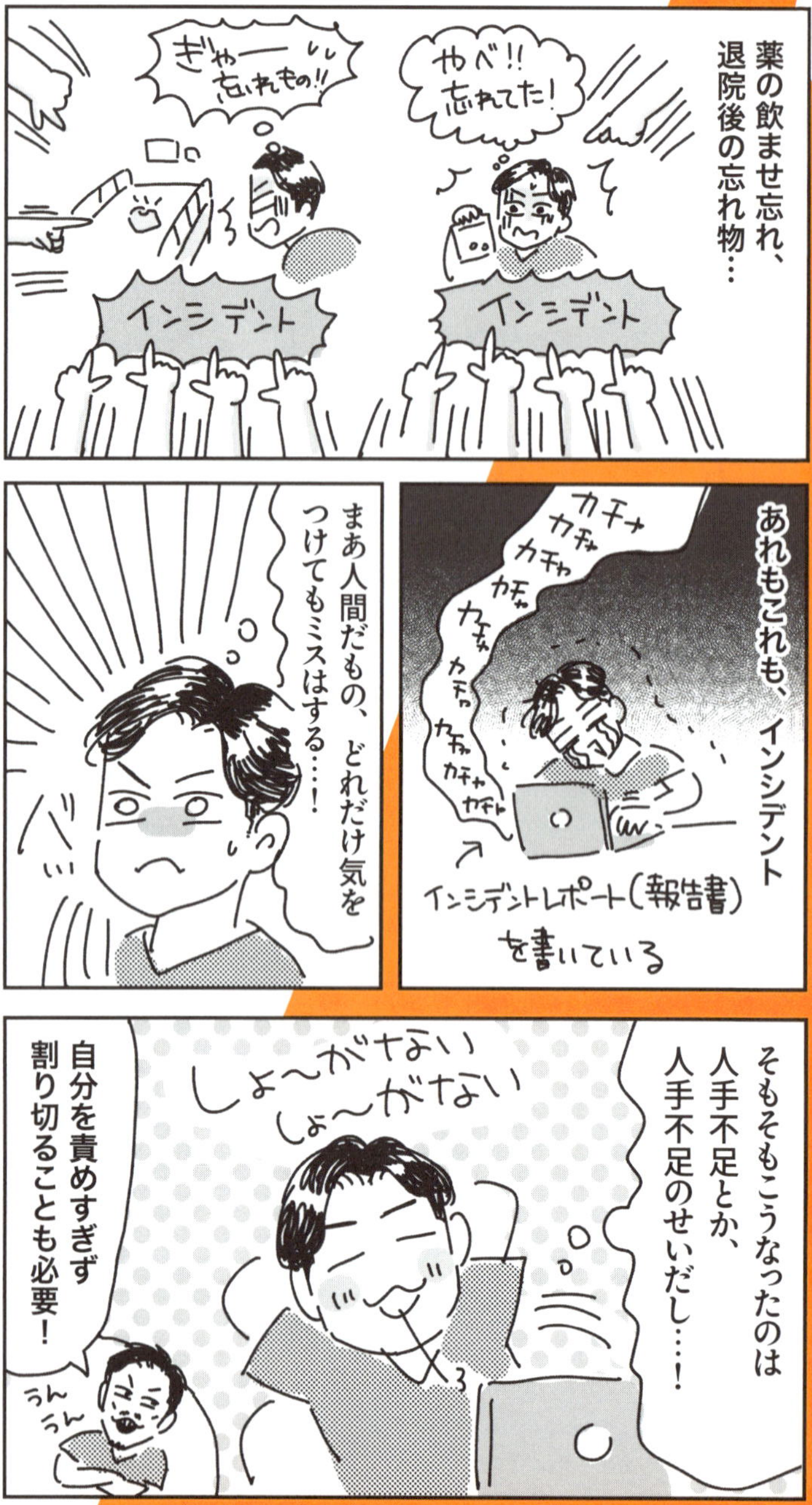

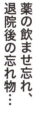

患者さんに何かあったら、どんなことでも基本〝インシデント〟だ。
定義はあいまいで、「これ、インシデントだから」と、**言われたらそれがインシデント。**
起こしてしまうとめちゃくちゃヘコむし、強めの指導を受けると**メンタルはボロボロに。**
自分は看護師に向いていない、あんなことをしてしまうなんて看護師失格だ！　と自分を責めてしまう人も少なくないと思う。

実際、インシデント発生時に行われるカンファレンスって、**ほぼ公開処刑イベント**だからね（涙）。後処理など余計な仕事も増えるし、迷惑をかけることも確かだ。落ち込んでしまうのも無理はない。

もちろん、一つのミスが患者さんの健康や生命に大きな影響を与える場合もあるのだから、常に緊張感を持って仕事をすることは、めちゃくちゃ大事。

でも、インシデントをゼロにすることなんて、不可能だ。

どれだけ気を付けていても、健康な人だって転倒するリスクはあるし、起きてしまったインシデントには必ず背景があるはず。**人手不足とか、人手不足とかね。**

人間だもの、どれだけ気を付けていてもミスをすることはある。

それを必要以上に責めたら、ミスをしても言い出せなくなる。その方が大きなリスクだ。

患者さんに薬を飲ませ忘れて、バレたらマズイとロッカーに薬を大量にしまいこんでいた看護師がいたという話を聞いたことがある。冷静に考えて、これは相当ヤバイ。

もしそのせいで治るものも治らなかったら、医師だって理由がわからず（まさか薬が看護師のロッカーに埋葬されているなんて思わないよね）、手の打ちようがない。

患者さんの退院後に忘れ物を発見したっていうケースも、確かに看護師のミスといえばミスだけれど、インシデントだ！　とまくし立てられるほどのことか……？

実際、忘れ物をご自宅まで届けに行けと言われて、電車に乗って持って行ったこともある。

どこまでがホスピタリティなのか、線引きが難しいところだ。

インシデントは十把ひとからげに「悪い」と決めつけなくていい。**一度経験することで、患者さんの生死に関わるミスを防ぐことにもつながる**はず。

一度もインシデントを経験したことがない看護師って、それはそれで怖い。

いざ何かあった時にどうしていいかわからないだろうし、インシデントを防ぐために何をすればいいのかも判断できない。

だから、生死に関わるものでなければ、このインシデントレポートは未来の患者さんのためになる、と割り切ることも必要。あまり自分を責めすぎないで。

自分は頑張って仕事をしていて、手は抜いてない。
それで起きてしまったなら、悪いのは
この人手不足な環境のせいだ。そのぐらいのマインドで。

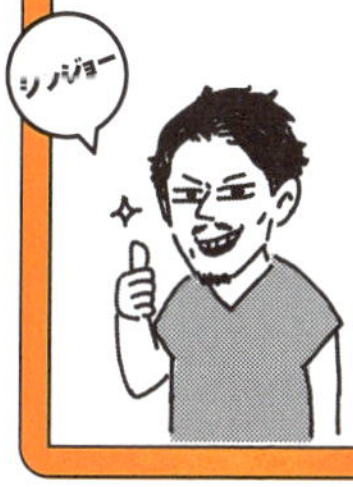

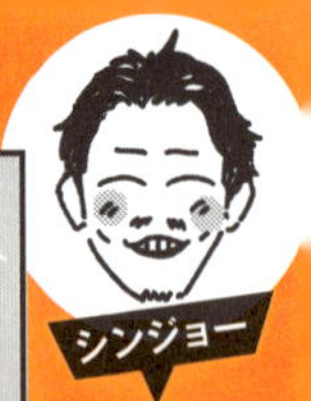
シンジョー

定時が死ぬほどうれしい看護師たち

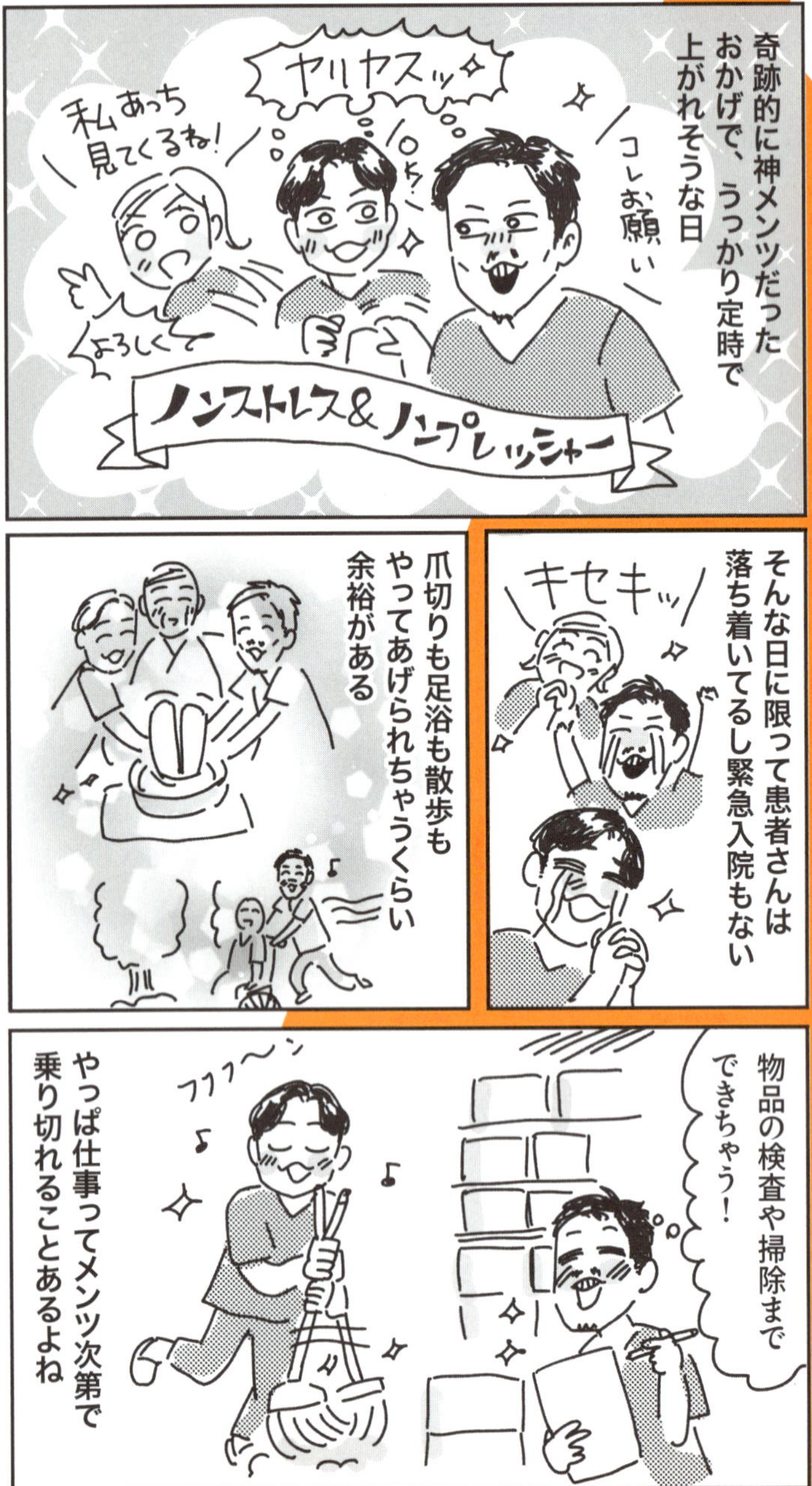
奇跡的に神メンツだった
おかげで、うっかり定時で
上がれそうな日
コレお願い
ヤリヤスッ
OK!
私あっち見てくるね!
よろしくて
ノンストレス＆ノンプレッシャー
そんな日に限って患者さんは
落ち着いてるし緊急入院もない
キセキッ
爪切りも足浴も散歩も
やってあげられちゃうくらい
余裕がある
物品の検査や掃除まで
できちゃう!
フフフ〜ン
やっぱ仕事ってメンツ次第で
乗り切れることあるよね

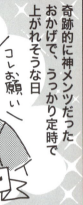

奇跡的にめちゃくちゃ神メンツだったおかげで、うっかり定時で上がれそうな日だって、稀にある。ごく稀に。

稀すぎて、にわかには受け入れがたい。うっかり期待したのに後で裏切られるのはツライからね。

人間関係がノンストレスなメンツだと「よっしゃあ、みんなで終わらせよう！」と協力し合えるし、変なプレッシャーもないからミスもしない。

そしてそんな日に限って患者さんは落ち着いているし、緊急入院もない。これらのすべてがかみ合わなければ実現しないイベントだ。

時間が経つにつれ、「あれ……？　本当に……？　このままでは定時で帰れてしまうかもしれないぞ」とソワソワしてくる。

定時まであと1時間。爪切りだって、足浴だって、散歩までやってあげられちゃうくらい余裕がある。物品の検査や掃除までできそうだ。**ナイスぅ。**

でも最後まで「今日、順調だね」なんて絶対に口にしちゃいけない。

口に出した途端、看護の神様の逆鱗に触れるのか、直後に緊急入院の受け入れがあったり急患の電話が鳴ったりと、フィーバーが始まってしまうのだ。

最後の最後、17時を回るまで和気あいあいと協力し合い、患者さんとの会話を楽しみ、申し送りで詰められないよう、突っ込まれそうな部分は「ここまでやっておきましたから」と言えるように、しっかり準備。

さあ、来い。至高の瞬間よ！　ゴールテープはもう目の前だ！

忙しさを左右する要素はほぼ運で、看護師の努力ではどうにもならないことが多い。でも、だいたいのことは人間関係で乗り切れたりする。

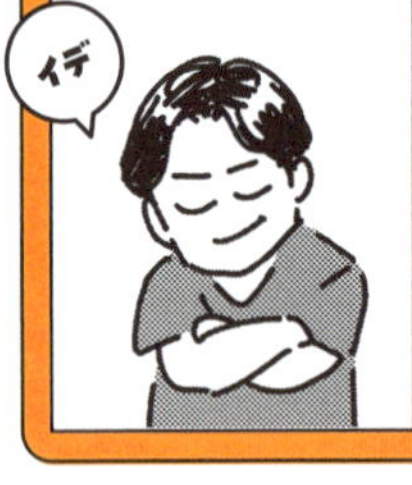

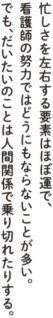

第3章

ご自愛ください。

地獄の職場で心と体を守るコツ

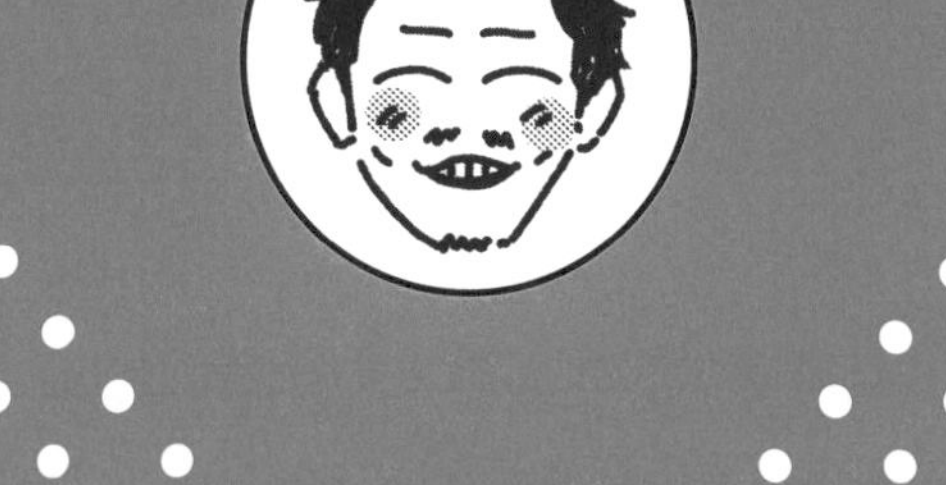

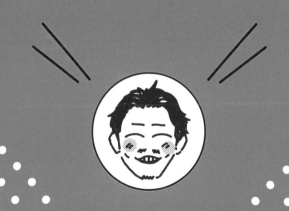

ミスしても「全部看護業界のせい」と割り切れ

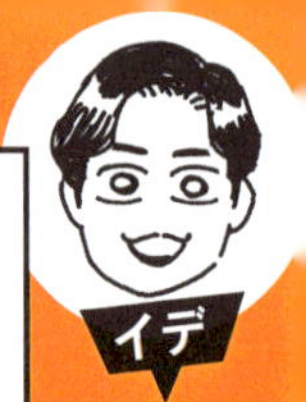
イデ

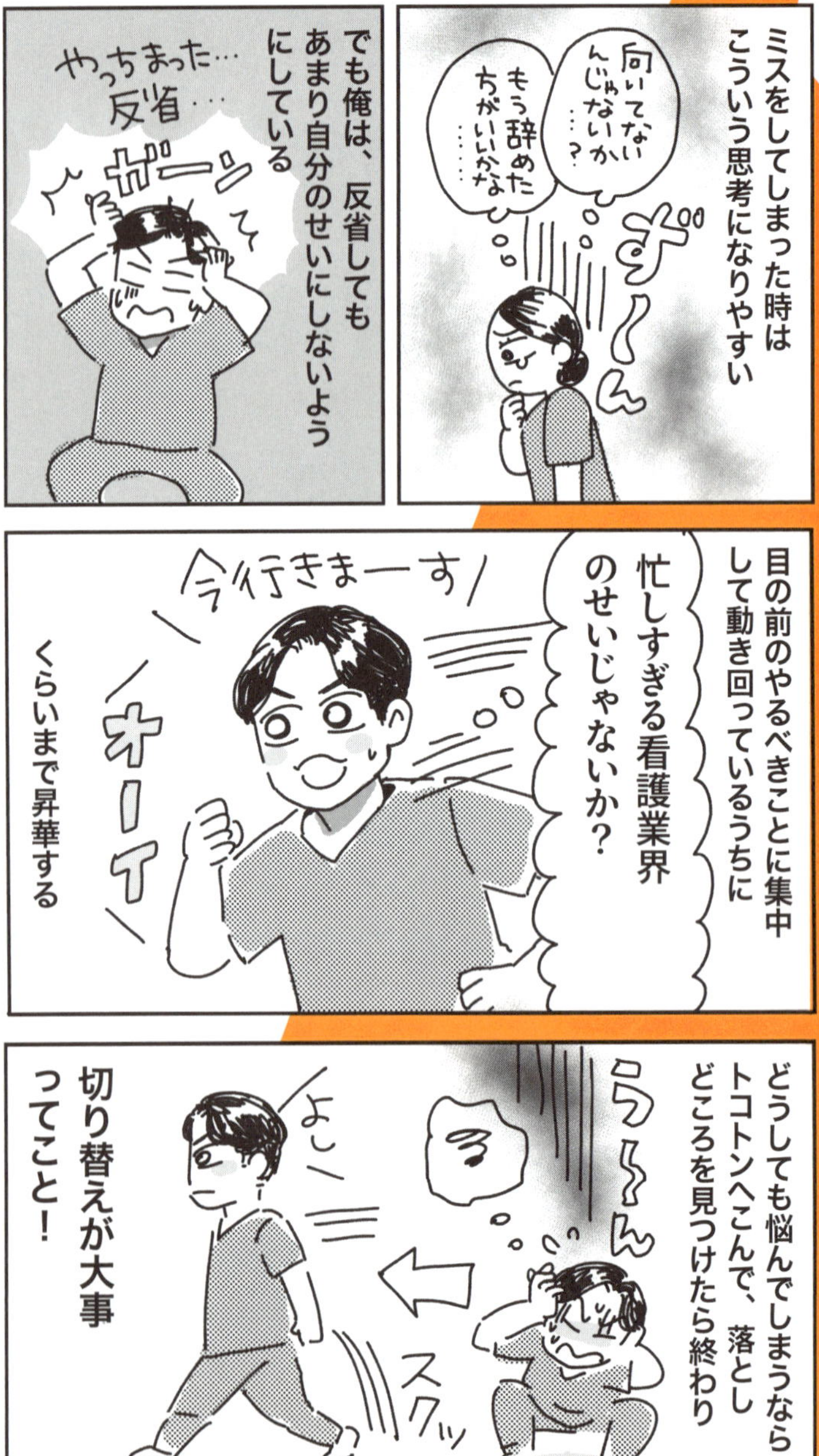
ミスをしてしまった時は こういう思考になりやすい
向いてないんじゃないか……？
もう辞めた方がいいかな……
ずーん
やっちまった… 反省…
ガーン
でも俺は、反省しても あまり自分のせいにしないようにしている
目の前のやるべきことに集中して動き回っているうちに
忙しすぎる看護業界のせいじゃないか？
今行きまーす！
オーイ
くらいまで昇華する
どうしても悩んでしまうなら トコトンへこんで、落としどころを見つけたら終わり
う〜ん
よし
スクッ
切り替えが大事ってこと！

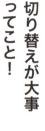

ミスをしてしまったら、そりゃ誰だって落ち込むもの。

「シフトを読み間違えて、師長から電話がかかってきて絶望」みたいなミスから、「田中さんの薬を中田さんに渡してしまった」のような、患者さんの体調に関わる重大なミスもある。

いずれにしても、ミスをしてしまった後のメンタルへのダメージは大きい。

そういう時は、自分は看護師に向いていないんじゃないか、もう辞めた方がいいかな、みたいに自分を否定し、責める思考になりやすい。

自分が悪いと思いつめてしまって、とんでもないことをしてしまった、と自分の中で大ごとにして気に病んでしまいがち。

いやいや、僕もそれぐらいのミス、やったことがあるどころか、むしろ僕の方がやっちゃってるぐらいだよ？

どれだけ知識や経験を積んだところで、ミスは起こってしまうもの。

もちろん、反省することは大事だし、原因をしっかり考えて次から対応するように意識はすべきだけれど、自分を責めすぎなくていい。

少なくとも、僕はあまり**自分のせいにしない**ようにしている。

もちろん、あれは確かに自分のミスだ、これは気を付けるべきだったと反省はする。

でも、「あの時ああいうこともあったし、こういう状況だったし、しょうがなくないか?」と**心の中ではたいしたことないじゃん、という落としどころに持っていく**ようにしている。

もちろん、やっちゃった直後は、考えないようにしようとしても頭から離れなかったり、ふと思い出して「なんであんなことしちゃったんだよ、バカバカバカ!」と後悔したりするのは仕方ない。

そういう時こそ、**目の前のやるべきことに集中**して、体を動かして歩き回って、動揺してミスなんかしないようになるべく落ち着いて作業する。

そうしているうちに、ちょっとずつ冷静になってきて**「つまり、全部看護業界のせいじゃ**

ないか？」レベルまで開き直れるはず。

どうしても悩んでしまうなら、集中してトコトン悩んで、落としどころを見つけたら終わり。後はもう悩まない。

そう、つまり切り替えが大事ってこと。

☑ **特に新人の頃はミスして当たり前。もちろん絶対やっちゃダメなミスもあるけれど、みんな通ってきた道だと思って時には開き直ろう。**

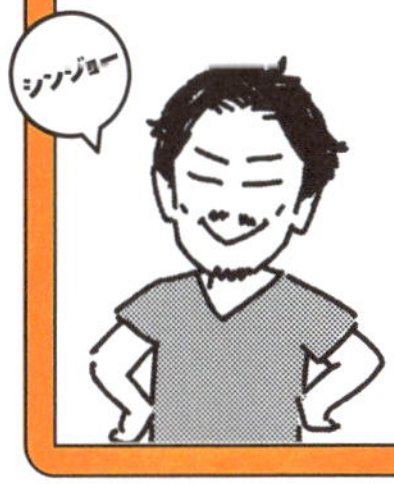

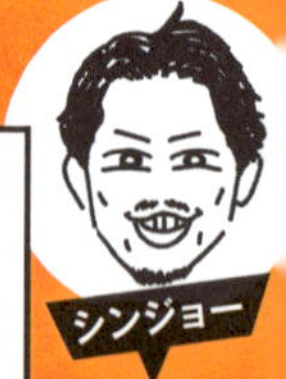
シンジョー

重労働を耐え抜く体のメンテナンス事情

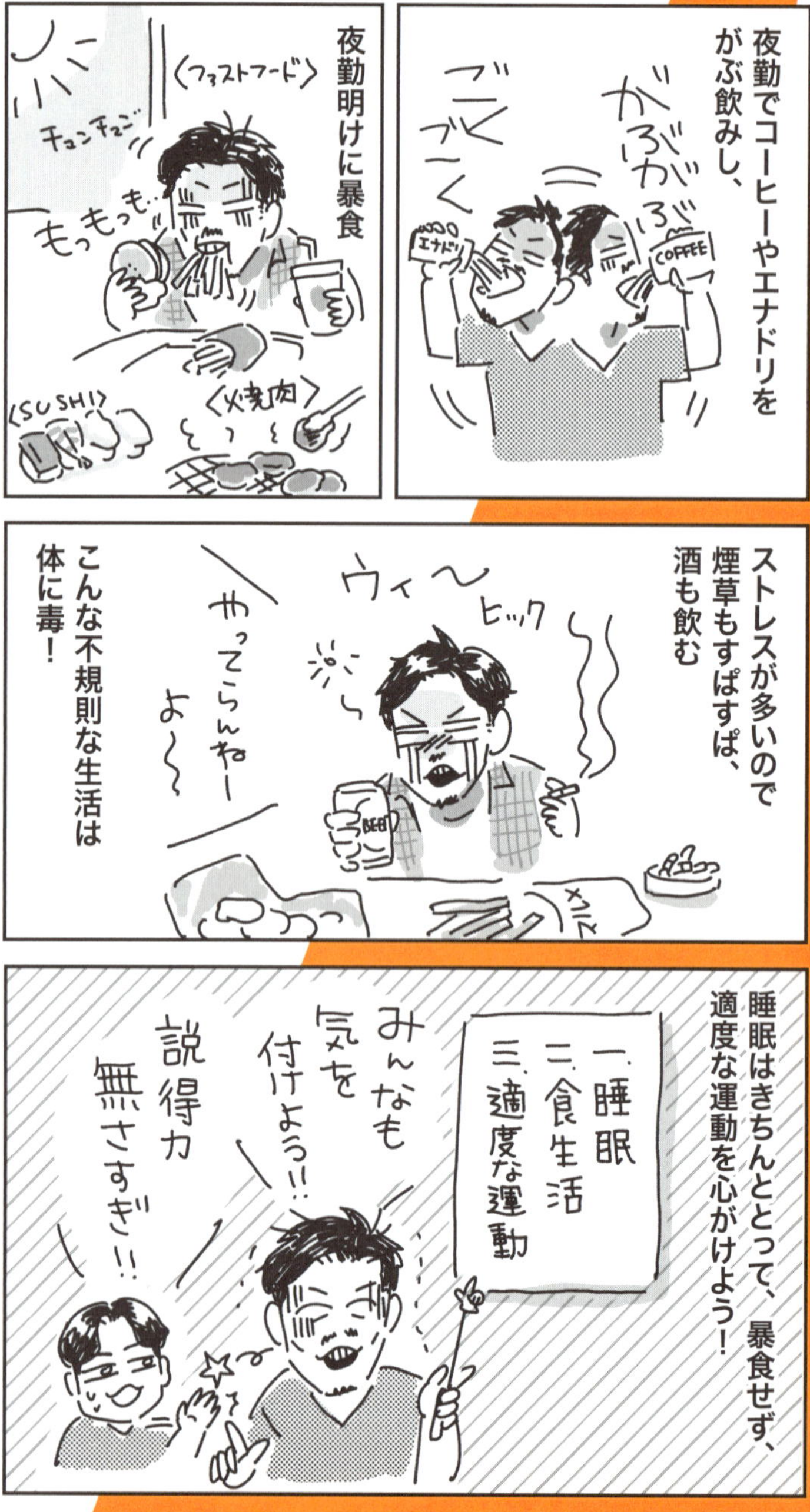
夜勤でコーヒーやエナドリをがぶ飲みし、
がぶがぶ
ごく ごく
エナドリ
COFFEE
夜勤明けに暴食
〈ファストフード〉
チュンチュン
もっもっ…
〈SUSHI〉
〈焼肉〉
ストレスが多いので煙草もすぱすぱ、酒も飲む
ウィ〜
ヒック
やってらんねーよ〜
BEER
こんな不規則な生活は体に毒！
睡眠はきちんととって、暴食せず、適度な運動を心がけよう！
一、睡眠
二、食生活
三、適度な運動
みんなも気を付けよう!!
説得力無さすぎ!!

夜勤あけは特に、看護師の体はボロボロだ。

夜勤の休憩中に食べるカップラーメンは普段の5倍うまいし、帰り道にハンバーガーショップに寄ってしまうと、コーラにポテトL2つ、ハンバーガー3個買って、気づいたら食べ終わってる、なんてことも多い。

寝てしまわないようにコーヒーをがぶ飲みし、飲みすぎだからと途中でエナジードリンクに切り替える。そのダメージを補うため、上限ギリギリの摂取量の胃薬を流し込む。

人間関係のストレスが多いせいか、喫煙者も多いし、大酒飲みも多い。ガチで不健康。

そんな自分を看護するとしたら、どんな看護計画を立てるかというと、こんな感じ。

「看護問題：#1　看護業務による不健康状態」

患者目標：看護業界で生き残りつつ、最低限の健康を維持する

1 睡眠時間の確保

勤務体系に合わせてなるべく就寝時間と起床時間を固定し、まとまった時間眠れるように意識してください。夜勤あけに日中ガッツリ寝てしまうと夜に眠れなくなるので、仮眠程度に収めましょう。

サーカディアンリズムを意識し、生活リズムを調整するように心がけてください。

2 食生活を整える

看護師の仕事は体が資本。体をつくっているのは、食べるもの。時間に追われているからといって、間違っても3食全部チャーハンなんてNG。炭水化物・タンパク質・脂質。バランスよく摂取しましょう。

もし職場のおばちゃん看護師が肉じゃがやらきんぴらやら、手料理を持ってきてくれたら、野菜を摂取するチャンスと、ありがたく頂戴してください。

3 適度な運動

看護師は意外と重労働。体重100キロを超える患者さんの体位変換など、一撃で腰をやられることも。ボディメカニクスなんて言っている場合じゃない状況がほとんどです。体幹を鍛える運動習慣を持ちましょう。ジムやヨガ、ピラティスなどに課金して、定期的に取り組んでください。

ごくごく普通のことに見えるかもしれないけれど、これを看護師に実践しろというのは「お前ら全員東大をめざせ！」というようなもの。**患者さんに栄養指導した直後にカップ焼きそばを秒で流し込んで記録する毎日。**体調のよい日の方がレア。**キビシッ。**

せめて「夜勤あけに飲みに行かない」「頭痛薬と胃薬は用法を守り、過剰摂取しない」「タバコ・カフェインは一日の摂取量を決める」くらいはなんとか心がけたいところ……。

新人の頃は緊張やストレスで眠れないまま職場に行くこともあるかもしれないけど、身を守るためにも寝た方がいい。せめていい夢見てね。

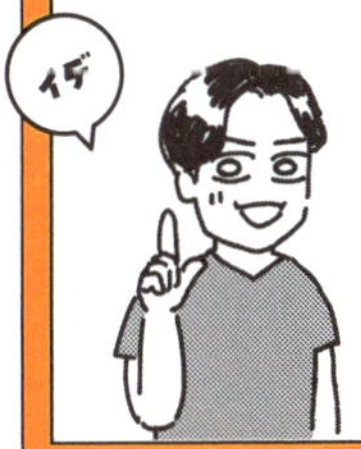

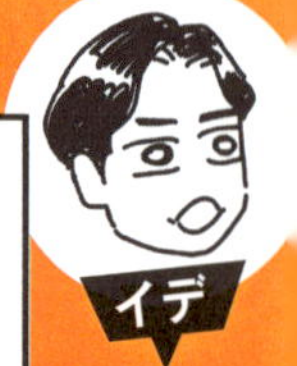
イデ

ナスメン流お局の倒し方

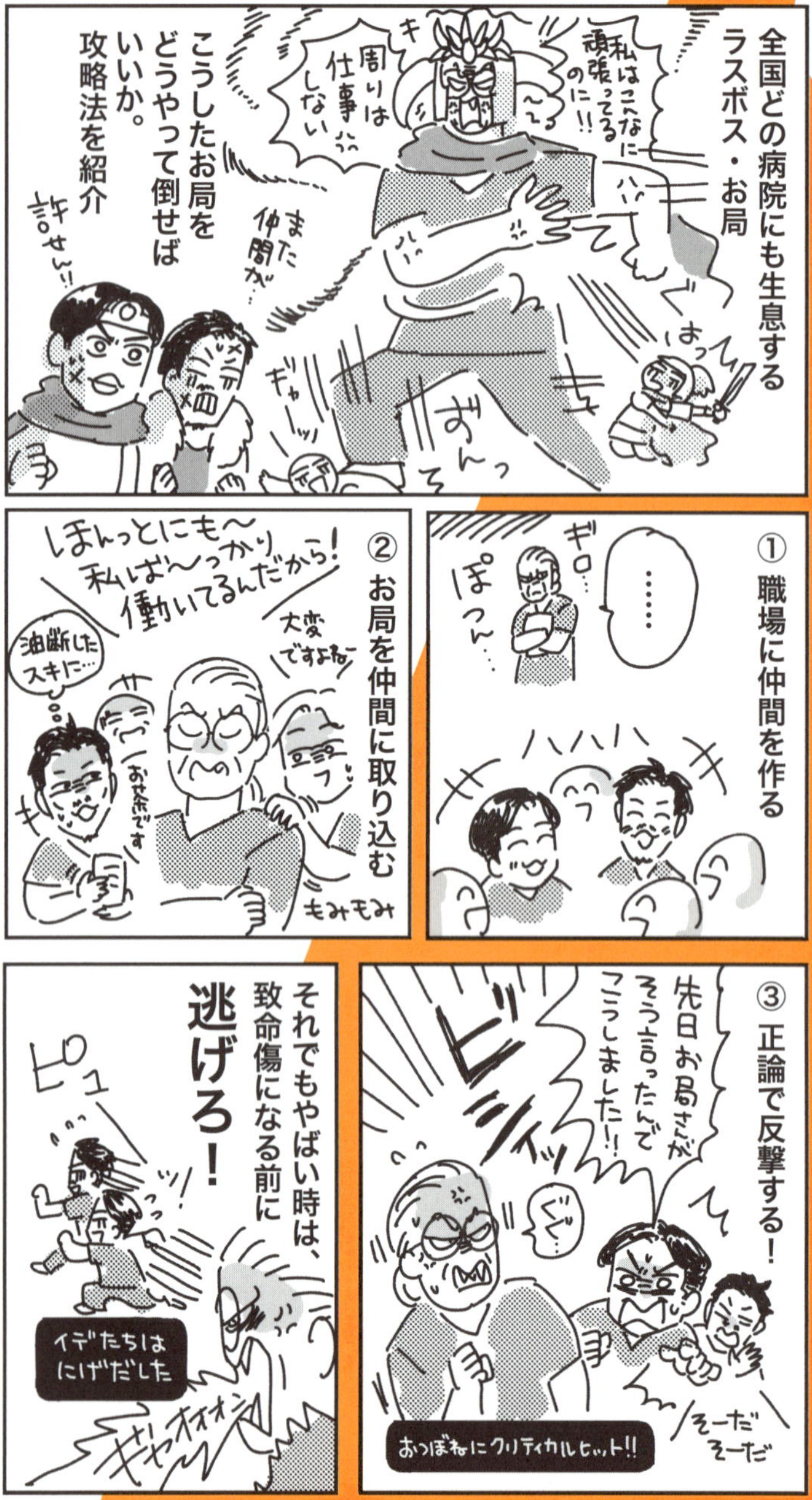
全国どの病院にも生息するラスボス・お局
こうしたお局をどうやって倒せばいいか。攻略法を紹介
私はこんなに頑張ってるのに!!
周りは仕事しない
許せん!!
また仲間が…
ギャーッ
ずんっ
はっ
① 職場に仲間を作る
……
ギロ…
ぽつん…
ハハハ
② お局を仲間に取り込む
ほんっとにも〜私ば〜っかり働いてるんだから!
大変ですよね
油断したスキに…
お茶です
もみもみ
③ 正論で反撃する!
先日お局さんがそう言ったんでこうしました!!
ビシィッ
ぐぐ…
そーだそーだ
おつぼねにクリティカルヒット!!
それでもやばい時は、致命傷になる前に
逃げろ!
ピュー
ッ!
イデたちはにげだした
ギャオオオン

世の中のほとんどの看護師の天敵といえば、お局だ。異論は認めない。

朝から不機嫌をまき散らし、周囲を威圧する。

「自分だけこんなに頑張っているのに周りはなぜもっと仕事をしないのか」という謎の高い自己評価と狭い視野によって、「自分がしっかり指導してやらなければ」というゆがんだ責任感のもと、後輩をむやみに厳しく責め立てる。

恐ろしいのは、こうしたお局は全国どの病院にも生息していることだ。ここまで広く分布しているということは、厚生労働省が「各職場に必ず一人以上お局を配置すること」と規定しているのだろう。そうでなければつじつまが合わない。

ではこうしたお局をどうやって倒せばいいのか。我々ナスメンの長年の研究結果（？）を紹介したい。

1　職場に仲間をつくる

お局は当然職場で嫌われているため、基本的に孤立している。一緒になって誰かの悪口を言う取り巻きたちも、そうやって懐に入った方が牙をむけられにくいと考えているだけだ。

だから**被害者同士で結束し、協力し合えばいい。**お局がこれ以上不機嫌にならないように、こぼれた仕事を巻き取り、お局に突っ込まれそうなところを先にフォローし合う。サバンナのヌーのごとく、**群れで戦う**のだ。少なくとも同期とは結託しよう。

そうして共通の敵に立ち向かうことでわかり合える仲間ができれば、だんだんお局に嫌われていようが無視されようが、どうでもよくなってくるだろう。

2 お局を仲間に取り込む

これは危険を伴う荒業だ。成功率は低いが、うまくいけば毒消し効果はデカい。

お局は孤立しているがゆえに、実は寂しい人なのだ。**敵を倒すには、敵を知るところから。**波が激しい中でも比較的機嫌のよさそうなタイミングを見計らって、話しかけてみるのだ。お局は自分の話を聞いてもらいたくて仕方がないので、なんだかんだ嬉しそうに話すだろう。そこでお局を群れに取り込み、牙を抜くことに成功すればもうけもの。

ただ、お局は自分に甘く、周りには厳しいという特徴があるから、まともに聞くとダメージを食らう可能性があるので要注意だ。情報収集と割り切って、軽く聞き流そう。

3 時には正論で反撃する

これはさらにリスクを伴う作戦だから、最終手段と心得るべし。

お局は他人に対して攻撃的ではあるが、自分が攻撃されるとは思っていないため、**案外打たれ弱い。**

時にはぐうの音も出ないほどの正論を用いてこちらも牙をむいて見せると、驚いて攻撃してこなくなるかもしれない。その場合、念のために医師や師長など、お局より上のポジションの人を味方に付けておくことをオススメする。借りられる威はじゃんじゃん借りよう。

お局に息の根を止められる前に、味方をつくりながら守りを固めよう。それでもつらい時は致命傷になる前に、逃げろ。

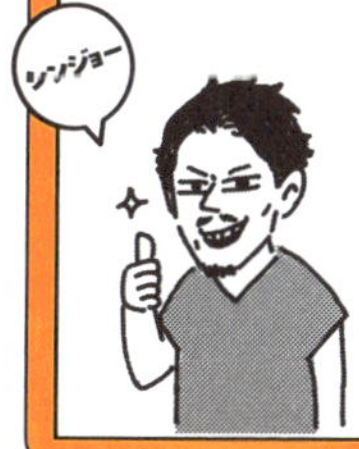

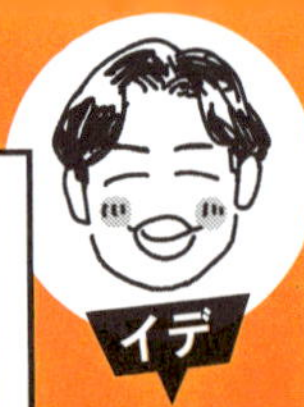
イデ

ナスメン流ストレスコーピング

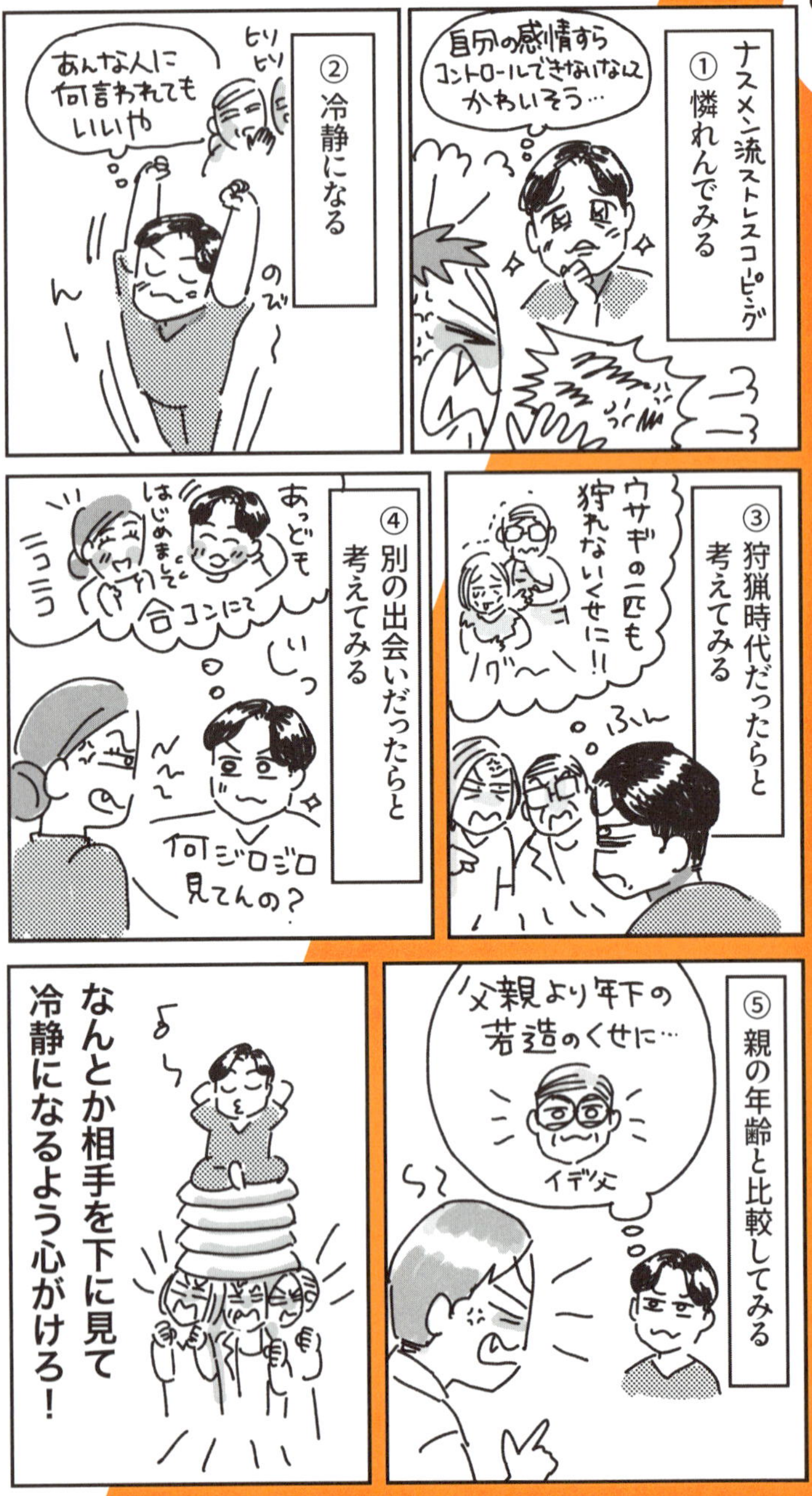
ナスメン流ストレスコーピング
①憐れんでみる
自分の感情すらコントロールできないなんてかわいそう…
②冷静になる
あんな人に何言われてもいいや
ヒソヒソ
ん〜
のび〜
③狩猟時代だったらと考えてみる
ウサギの一匹も狩れないくせに!!
ふん
④別の出会いだったらと考えてみる
あっどもはじめまして
ニコニコ
合コンにて
じっ
何ジロジロ見てんの?
⑤親の年齢と比較してみる
父親より年下の若造のくせに…
イデ父
なんとか相手を下に見て冷静になるよう心がけろ!

ストレスコーピングという言葉を知っているだろうか？

ストレスの素（ストレッサー）に対処するために意図的に行うセルフケアのことで、職場でのストレス対策として注目されている概念だ。

つまり、看護師こそが取り入れるべき技術。**自分の身を守れるのは自分しかいない**のだ。

では具体的に何をすればいいのか。今回は僕が心の中で実際に行っているストレスコーピングの方法を紹介する。ぜひ実践してほしい。

1 憐れんでみる

後輩のミスを執拗に責め立てる、ヒステリックに怒鳴るなど、お局を始めとする先輩の態度にイライラした時にオススメの対処法。

「ああ、**自分の感情すらコントロールできない程レベルの低い人**なんだな、かわいそうに」と憐れんでみよう。

2 いったん冷静になってみる

休憩室で自分の悪口を言われているのが聞こえてきて傷つく……といったシチュエーショ

ンで使える対処法だ。

冷静に考えてみよう。大抵、**悪口を言っている人の方がよっぽど嫌われていたり、仕事ができなかったりする場合がほとんど**だ。そう気づければ「あんな人に何を言われたところで」と気持ちも浮上させられるはずだ。

3 狩猟時代だとしたら、と考えてみる

業務改善の申し入れをしても、師長は医師や管理職に弱腰でまったく聞き入れてくれない。看護師ばかりガマンを強いられ、イライラしてしまう時に使える対処法だ。

もし今が縄文時代だとしたら、きっとその師長は**ウサギの一匹も狩れないはず。**事件は現場で起きるもの。たまたま現代社会に生まれたから生き残れているだけだろう？　とマウントを取ってみよう。気が楽になる。

4 別の出会い方だったらと考えてみる

申し送りをまったく聞かないなど、気の強い他部署の看護師にイライラしてしまう時に使える対処法。

今は看護師同士として接しているから、話を聞いてもらえないと、なんとか伝えなければと必死になる。でも、もしそういう相手と**合コンで出会っていたなら、話を聞いてもらえないなんて思い悩まない**はず。そう考えれば理不尽な対応も、割り切って考えやすいだろう。

5 親の年齢と比較してみる

医師に患者さんのことでちょっと相談や確認をしたら「指示入れてるんだからその通りやって」などと高圧的に言われてコノヤロ！　と思う時に使える対処法。

偉そうにしていても、**自分の父親（あるいは祖父）より年下の若造のくせに**、と自分の身近な相手と比較して、なんとか下に見てみよう。きっと冷静になれるはずだ。

☑ **どんなにムカつく相手でもみんな同じ人類。ラブアンドピースの精神でやっていこう。**

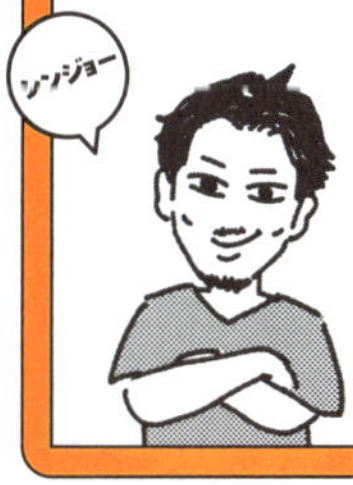

シンジョー

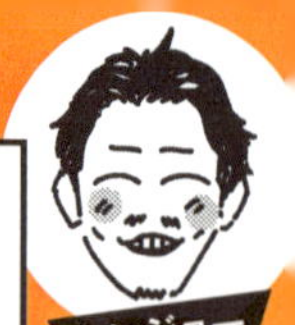

新人時代を乗り切るための、あざとしたたか立ち回り術

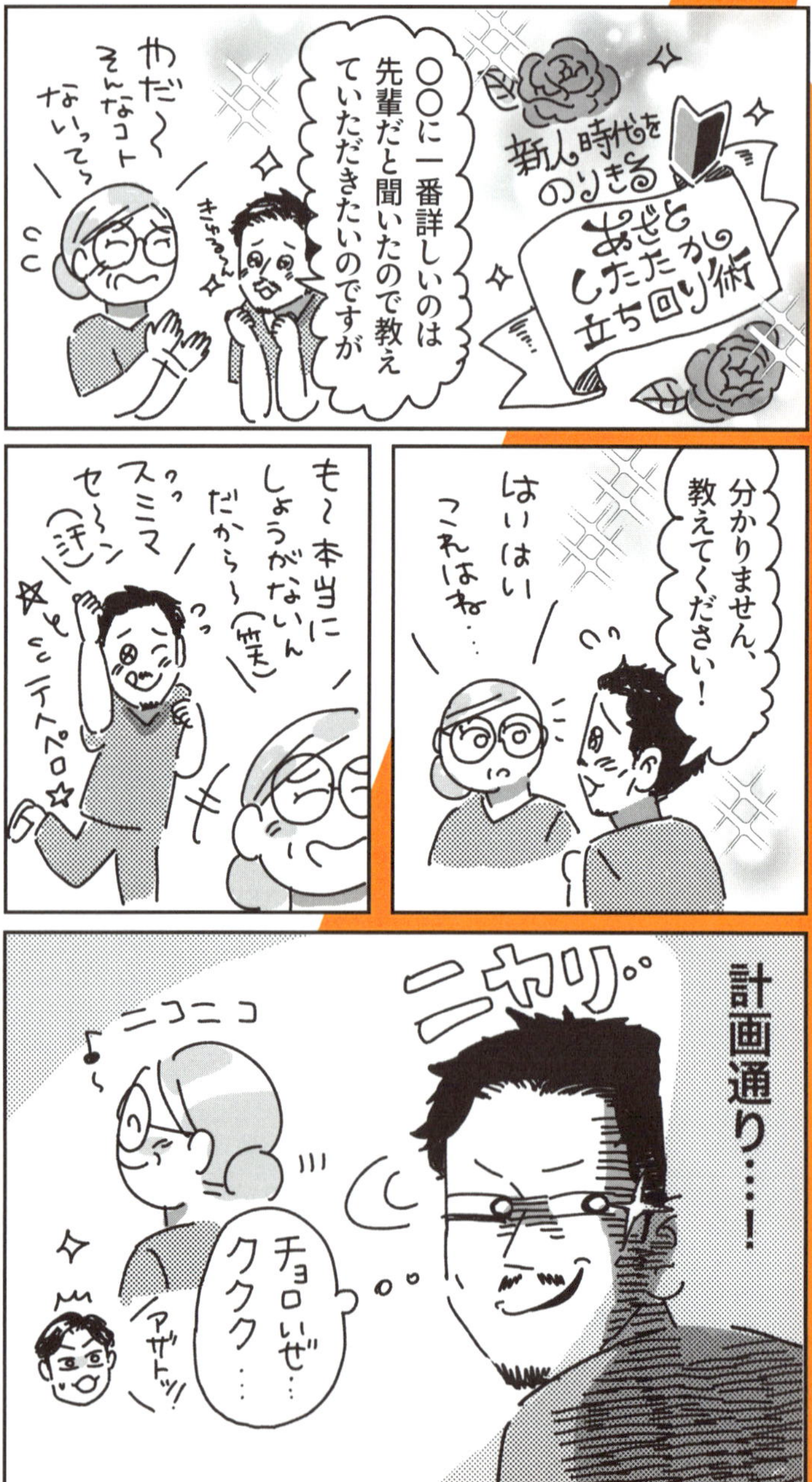
新人時代をのりきる
あざとしたたか立ち回り術
○○に一番詳しいのは先輩だと聞いたので教えていただきたいのですが
きゅるるん
やだ〜 そんなコト ないってぇ〜
分かりません、教えてください！
はいはい これはね…
も〜本当にしょうがないんだから〜（笑）
スミマセ〜ン（汗）
テヘペロ☆
計画通り…！
ニヤリ。
ニコニコ
チョロいぜ…ククク…
アザトッ!!

看護師人生の中でもとりわけつらく、日々辞めたくなるのが新人時代。ただ、この時期をサバイブできれば、先輩からの当たりもマイルドになるし、わかることも増えてきて、だんだんなんとかなっていくもの。

ではこの時期をどう立ち回ればいいのか、オススメの方法を伝授しよう。したたかなくらいでちょうどいい。

1 先輩のプライドをくすぐり味方をつくる

新人に最も求められる重要スキル、それが**「かわいがられ力」**だ。お局を始め、看護師歴が長くなるほど承認欲求を持て余しているもの。わからないことを質問する時のオススメ枕詞は「〇〇に一番詳しいのは先輩だと聞いたので教えていただきたいのですが」だ。**うまく頼り、懐に入り込め。**そこが死角だ。

2 あいまいな返事をせず、素直に「わからない」と言う

新人がどこまでわかっているのか、実は先輩も不安なもの。「や、やってみますぅ」と言うから任せてみたら、全然わかっていなかったのでは困る。だから「わかりません、教えて

ください」と素直に言う方が、お互いハッピーだ。**カワイイヤツめと思ってもらえたらしめたもの。**

3 いじられどころ・突っ込まれどころを用意しておく

「かわいがられ力」にも通じるが、休憩室トークのネタは致命傷にならない程度に自ら提供し、適度にいじってもらおう。好物は恋愛ネタだ。

デートに行った場所などをポロっとこぼしてみたら「全然女心がわかってないわね」と即座に食いつかれ、突っ込まれることだろう。

職場コミュニケーションの潤滑油だと思って、隠さずさらしてしまおう。

☑ とにかくがむしゃらに、元気に頑張ってみよう。1年後には成長した自分を感じられるはず。自分を守るために一番必要なのは、自信だよ。

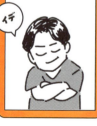

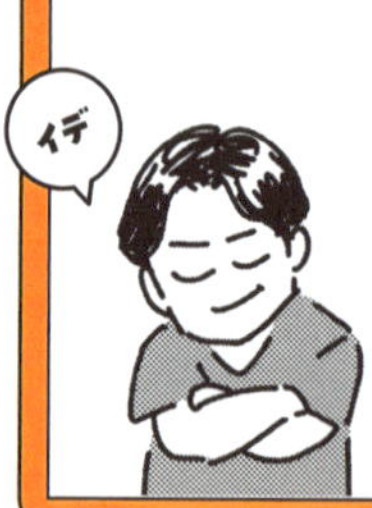

第4章

喧嘩はダメだぞ。

同僚とのコミュニケーションは円滑に！

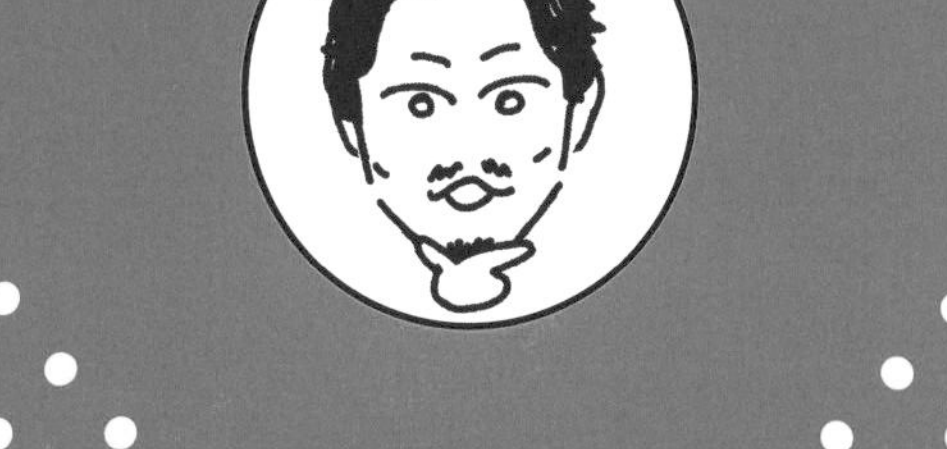

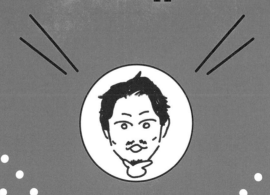

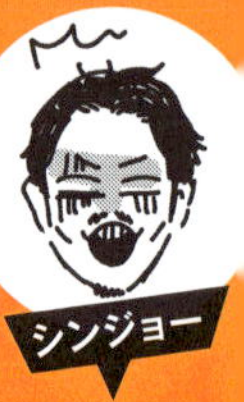
シンジョー

みんなのラスボス、感情をコントロールできないお局

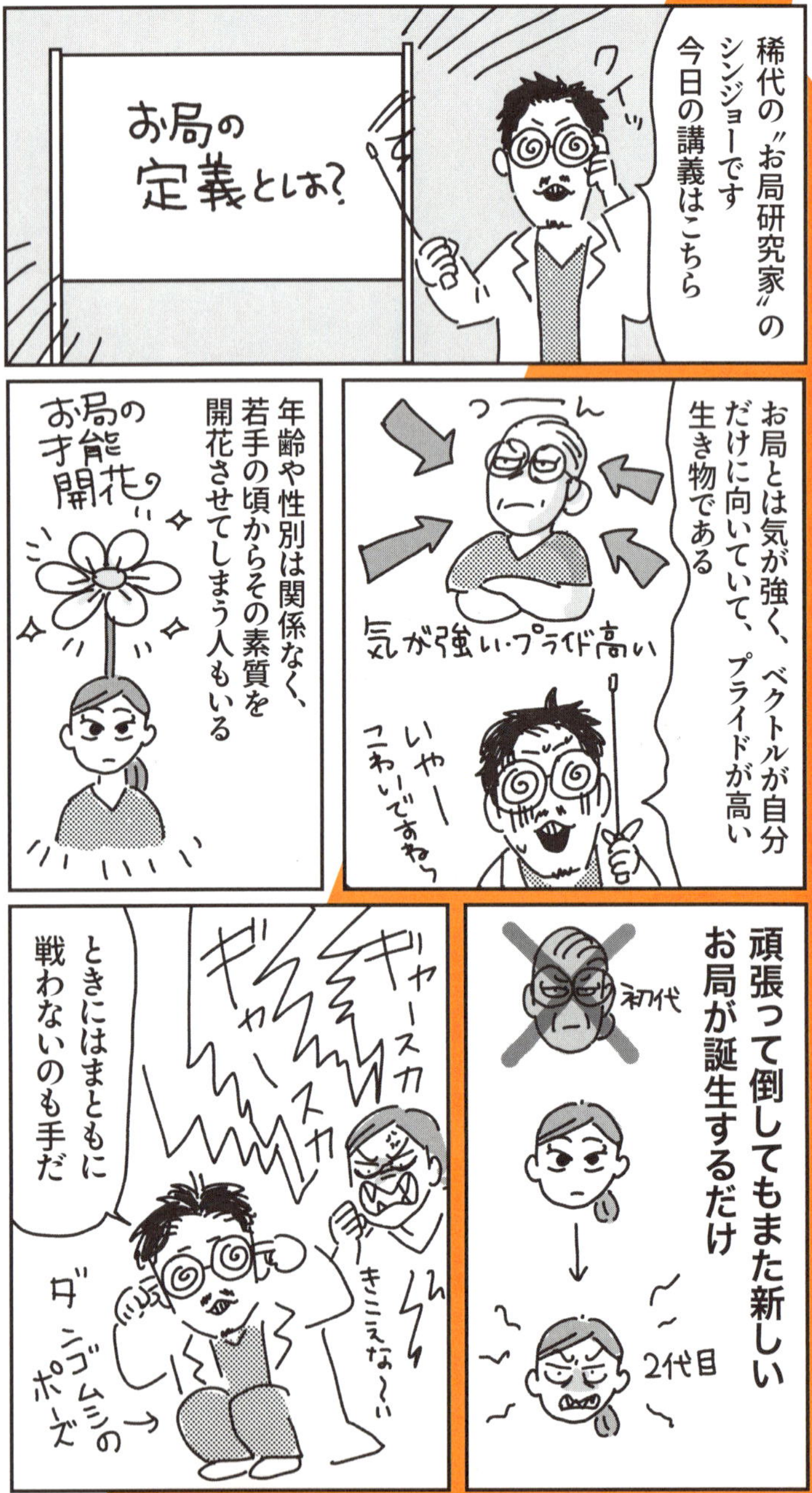
稀代の〝お局研究家〟のシンジョーです
今日の講義はこちら
ワイッ
お局の定義とは？
お局とは気が強く、ベクトルが自分だけに向いていて、プライドが高い生き物である
つーーん
気が強い・プライド高い
いやーこわいですねぇ
年齢や性別は関係なく、若手の頃からその素質を開花させてしまう人もいる
お局の才能開花
頑張って倒してもまた新しいお局が誕生するだけ
初代
2代目
ときにはまともに戦わないのも手だ
ギャーギャー
ギャースカスカ
きこえな～い
ダンゴムシのポーズ

稀代の〝お局研究家〟としてよく聞かれるのは、お局の定義について。

自分の解釈では、お局とは**「気が強く、ベクトルが自分だけに向いていて、プライドの高さゆえに根拠なく幅を利かせてくる」**人のことだ。

年齢や性別は関係ない。若手の頃からその素質を開花させてしまう人もいる。

例えば、ナースステーションに設置されているパソコンの数には限りがあるが、情報収集や記録などパソコンを使ってやる作業もかなり多い。

だから特に朝は争奪戦になるのだが、お局は後から来ようがお構いなし。強引にパソコンを奪い取るが、他人には絶対に譲らない。

こうした唯我独尊がまかり通ると思い込んでいるのが、お局だ。

業務の効率よりも感情を優先させ、無視したり過剰な要求をしたり、威圧的で周りが萎縮してしまうような態度を取ったりする。モノに当たるとかね。

「申し送りをしても聞いてもらえない→いつ送ってくれるわけ？　と責め立てる」までがセット。

違う病棟や病院に生息する別のお局もこの型で詰めてくるということは、**お局教本に載せられている定型文**であることは間違いない。

あまりに苦情が多いからと師長がお局と面談の場を設けても、お局は女優魂を発揮。「私は！　一生懸命指導しているだけで！　いじめているつもりなんてまったくないんですぅぅぅ」などと泣いてみせ、ケロッと帰ってきたりする。

よく泣けるな……。

お局は、外堀を埋めながら**真綿で首を絞める攻撃、**「なんで言われたことができないの？調べたの？　何を？　じゃあなんでできないの？　理由を言いなさいよ」と**コーナーに追い詰める攻撃、**大きな音を立てて物を置く、ドアを激しく閉めるといった**物理的な攻撃。**

すべてを兼ね備えた高い戦闘力を持つ。

真正面から受けてしまったらひとたまりもない。

また恐ろしいのは、なんとか頑張って倒したところで、**また新しいお局がちゃんと誕生することだ。**キリがない。

お局が異常発生などしてしまったら看護業界の生態系が破壊されてしまう。

この地獄を生き残るためには、**まともに戦わないこと。**何を言われても聞き流し、心の中で、「くだらねえヤツだな」「さびしい生き物め」と憐れみ見下して、溜飲を下げればいい。

お局とチームワーク、これほど対極にある概念もない。協力などあきらめて、メンタルを折られないよう、ダンゴムシのポーズで身を守れ。

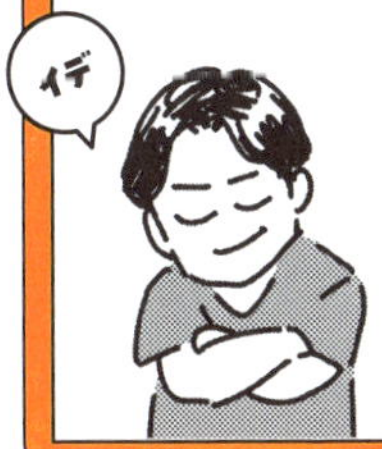

イデ

管理職のご機嫌伺いは必須スキル

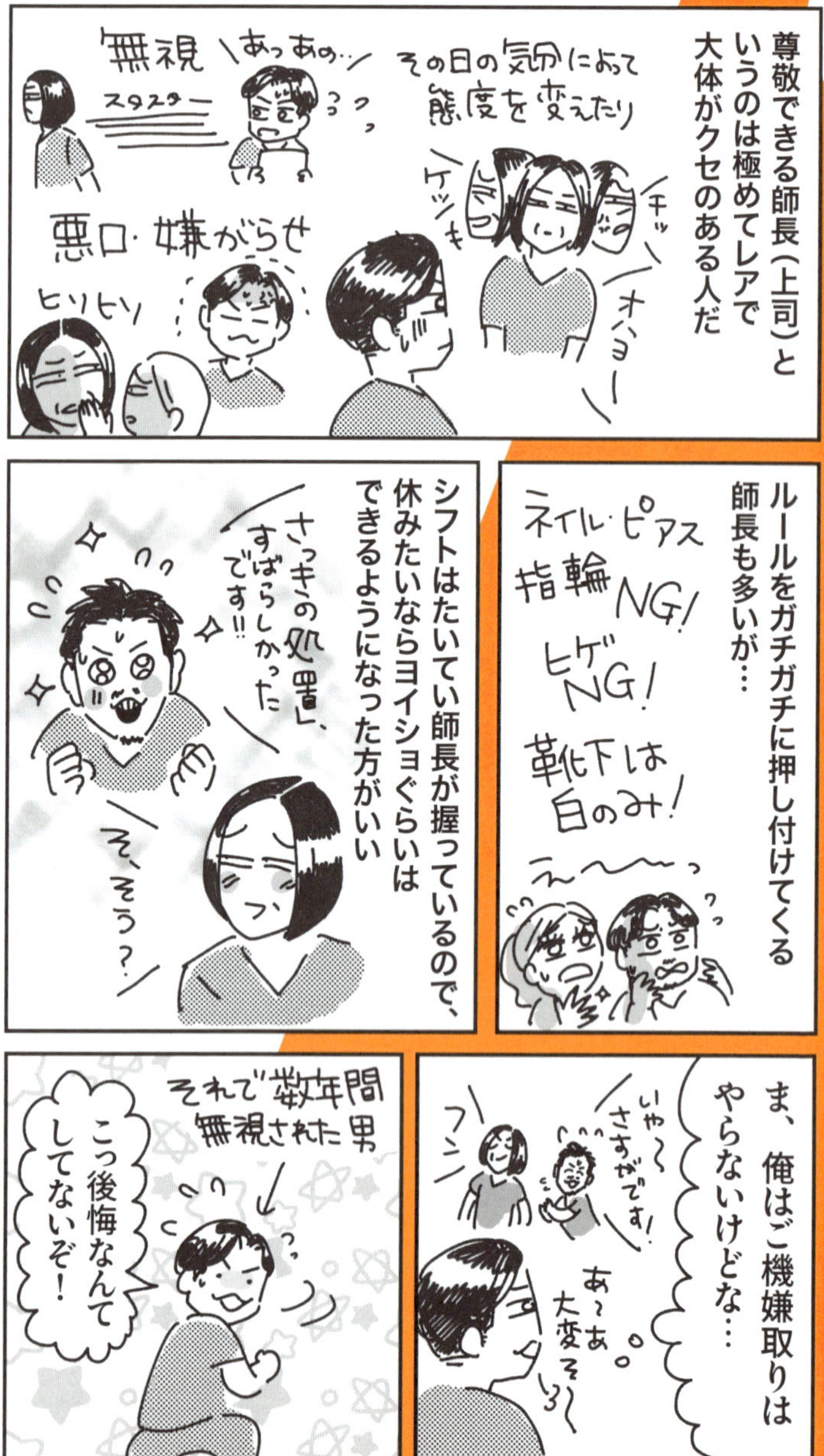

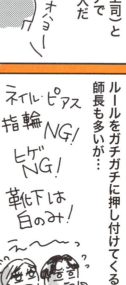

尊敬できる師長（上司）というのは極めてレアで大体がクセのある人だ
その日の気分によって態度を変えたり
チッ
オハヨー
ケッ
無視
あっあの…
スタスター
悪口・嫌がらせ
ヒソヒソ
ルールをガチガチに押し付けてくる師長も多いが…
ネイル・ピアス指輪NG!
ヒゲNG!
靴下は白のみ!
え〜〜〜
シフトはたいてい師長が握っているので、休みたいならヨイショぐらいはできるようになった方がいい
さっきの処置、すばらしかったです!!
そ、そう?
ま、俺はご機嫌取りはやらないけどな…
フン
いや〜さすがです!
あ〜あ。大変そ〜
それで数年間無視された男
こっ後悔なんてしてないぞ!

ぶっちゃけ、尊敬できる師長（上司）なんて相当レアだ。**どこかにいるらしいと噂には聞いたことがあるけれど、見たことがない。**獏《ばく》とか麒麟《きりん》ばりの幻の珍獣だ。**本当にいるのかな？**

この環境を生き残ってきたということは、変態か変人、つまり相当クセのある人だということ。それなのに、師長が職場の雰囲気に与える影響は大きい。

師長がやるべき一番重要な仕事は、職場のモチベーションを高めることだと思っている。師長ができた人なら「だから、自分たちも頑張ろう」と思えるし、ク○みたいな人だったら「辞めてえな」と思えてしまう。

そのぐらい病棟の期待値に直結する存在なのだ。

そんな立場にもかかわらず、**その日の気分によって態度を変えたり、無視や嫌がらせをする、悪口を言う**などの幼稚な行動をしてしまう人もいる。急なシフト変更を教えてくれないなんてこともあった。ありえないでしょ。

管理すべきは看護師のモチベーションだったり、職場の危機管理だったりするはずなのに、看護業界に洗脳されて**ルールをガチガチに押し付けてくる**師長も多い。

靴下は白じゃなきゃいけないし、ネイル・ピアス・指輪もダメ。

男性の場合、ヒゲはNG。


あまりの激務で洗濯する気力がなく、いよいよ白靴下の在庫が切れたからオレンジ色の靴下を履いていったら、「靴下を買えるだけのお給料は与えられているはずですけど」なんて言われたこともある。そういう問題じゃねぇよ。


もっと露骨な嫌がらせとして、使えないというレッテルを貼った新人を夜勤に入れない、役割を与えない、なんていうひどいことをしてしまうケースもあるくらいだ。

そんな理不尽は許せない！　と内なるメロスを発揮して正面から反抗したいのはやまやまだが、そうもいかないのには理由がある。


それは、**シフトという人質を取られている**からだ。

シフトを組む役割は、たいてい師長が担っている。連休を取れるのも、三日勤からの夜勤のような鬼シフトになるのも、神メンツで仕事ができるか毎日お局とセットになるかも、すべては師長の胸三寸《むねさんずん》ひとつで決まってしまう。

たとえどれだけク○みたいなヤツでも、**嫌われることをして実害を被るのは自分自身。**

だから、空気を読んで声をかけたり、機嫌の悪さを察して報告や相談のタイミングを見計らったりする状況判断力は、看護師としてやっていくうえでの必須スキルだ。

ご機嫌取りをする必要はないけれど、休み希望を受理してもらいたいなら、**ある程度ヨイショやご機嫌伺いぐらいはできるようになっておくといい。**

ま、僕はやらないけどね。

長いものに巻かれることも社会人スキルだ。恥じることはない。休みたい時に休めるかの方が重要だ。

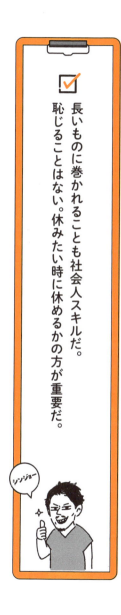

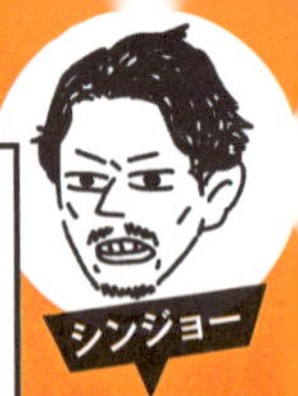
シンジョー

ミスを大ごとにしたがる先輩。くっ、ここにも敵が……

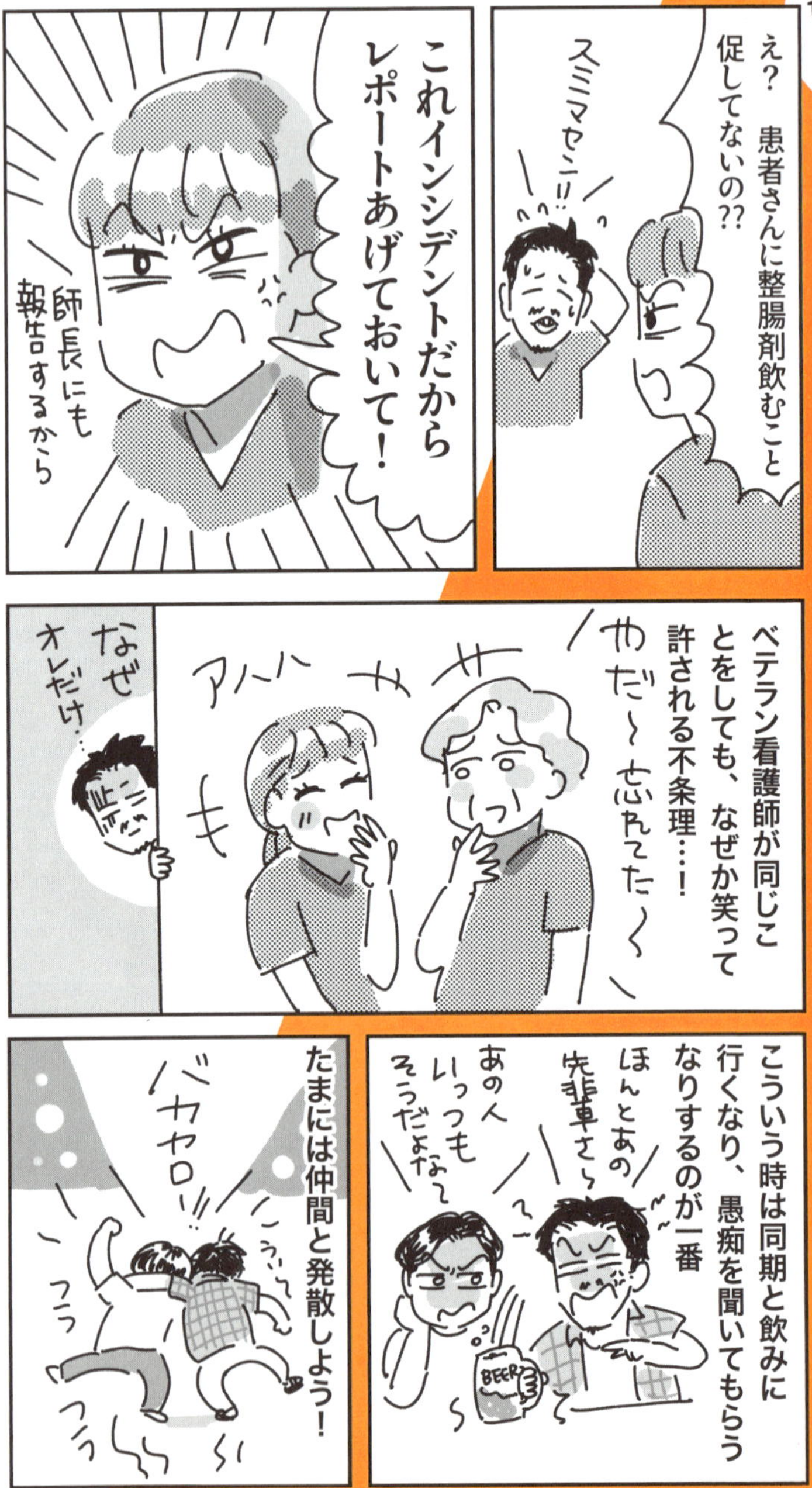
え？ 患者さんに整腸剤飲むこと促してないの??
スミマセン!!
これインシデントだからレポートあげておいて！
師長にも報告するから
ベテラン看護師が同じことをしても、なぜか笑って許される不条理…！
やだ～忘れてた～
アハハ
なぜオレだけ…
こういう時は同期と飲みに行くなり、愚痴を聞いてもらうなりするのが一番
ほんとあの先輩さぁ
あの人いっつもそうだよなぁ
BEER
たまには仲間と発散しよう！
バカヤロー!!

患者さんに整腸剤を飲むことを促し忘れたり、患者さんが退院時に靴下を忘れていったり。どれだけ細心の注意を払っていても、ちっちゃいミスは起こり得るもの。これだけイレギュラーな対応が多くて忙しいんだから、仕方ないよね。

患者さんの命に別状がなければ、少しぐらいはいいんじゃないの？　人間だもの。

それなのに鬼の首を取ったかのように、

「これ、インシデントだからレポートあげておいて」
「師長にも報告するから」
「今から医師に報告してきなさいよ」

と大ごとにしたがる先輩がいる。そこまでのことか？

「優秀だから、気づいたわよ」マウントなのか？

「若手のうちにミスに対する意識を高めてあげないと」という指導のつもりなのか？

後から「なぜ知っていたのに報告しなかったの？」と責められ、火の粉が降りかかることを恐れた、徹底的事なかれ主義による行動なのか？

チームワークどこ行った？

それとも単なるいやがらせか。人が弱っていくさまを見るのがエンタメなのか。悪趣味が過ぎるぞ。

さも重大なミスであるかのようにはやしたて、カンファレンスでつるし上げる。そこまで言わなくても……と思うほど詰め寄り、原因を究明しようとする。

やらかしてしまった方は、ミスのダメージとのダブルパンチで、**メンタル瀕死。**

が、**ベテラン看護師が同じことをしても、なぜか笑って流される不条理。**むしろミスを指摘すると逆ギレされる始末だから、手に負えない。

師長としても、報告されてしまったら、何かしら対応せざるを得ない。そうやって人の仕事を増やしているのに、勝ち誇った顔をしているヤツらの気がしれない。**クヤシー！**

こういう時は、同期と飲みに行くなり、愚痴を聞いてもらうなりして**発散するのが一番。**

わかってくれる人がいれば、少しは楽になれるはず。

そういうことをする人の本質を見ると、だいたいたいしたことない人間だ。

自分の弱さを隠すために周りを攻撃しているだけ。**ただのコンプレックスの裏返しだったりする。**

だから周囲の雑音はあまり気にせず、自分で反省すべきところを探して、次に活かせばいい。そうやってツッコミどころもないほど成長していけばいい。

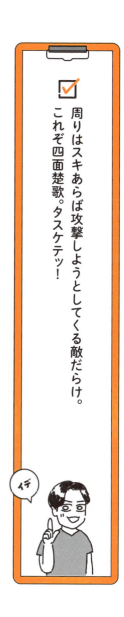

☑ **周りはスキあらば攻撃しようとしてくる敵だらけ。これぞ四面楚歌。タスケテッ！**

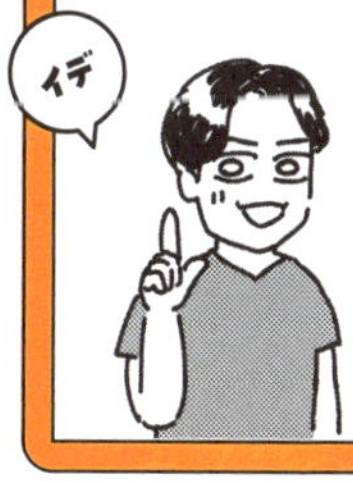

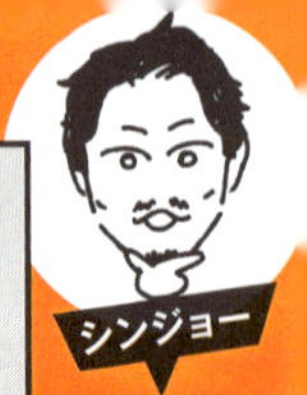

医師免許と白衣の陰に隠された、医師の意外な素顔

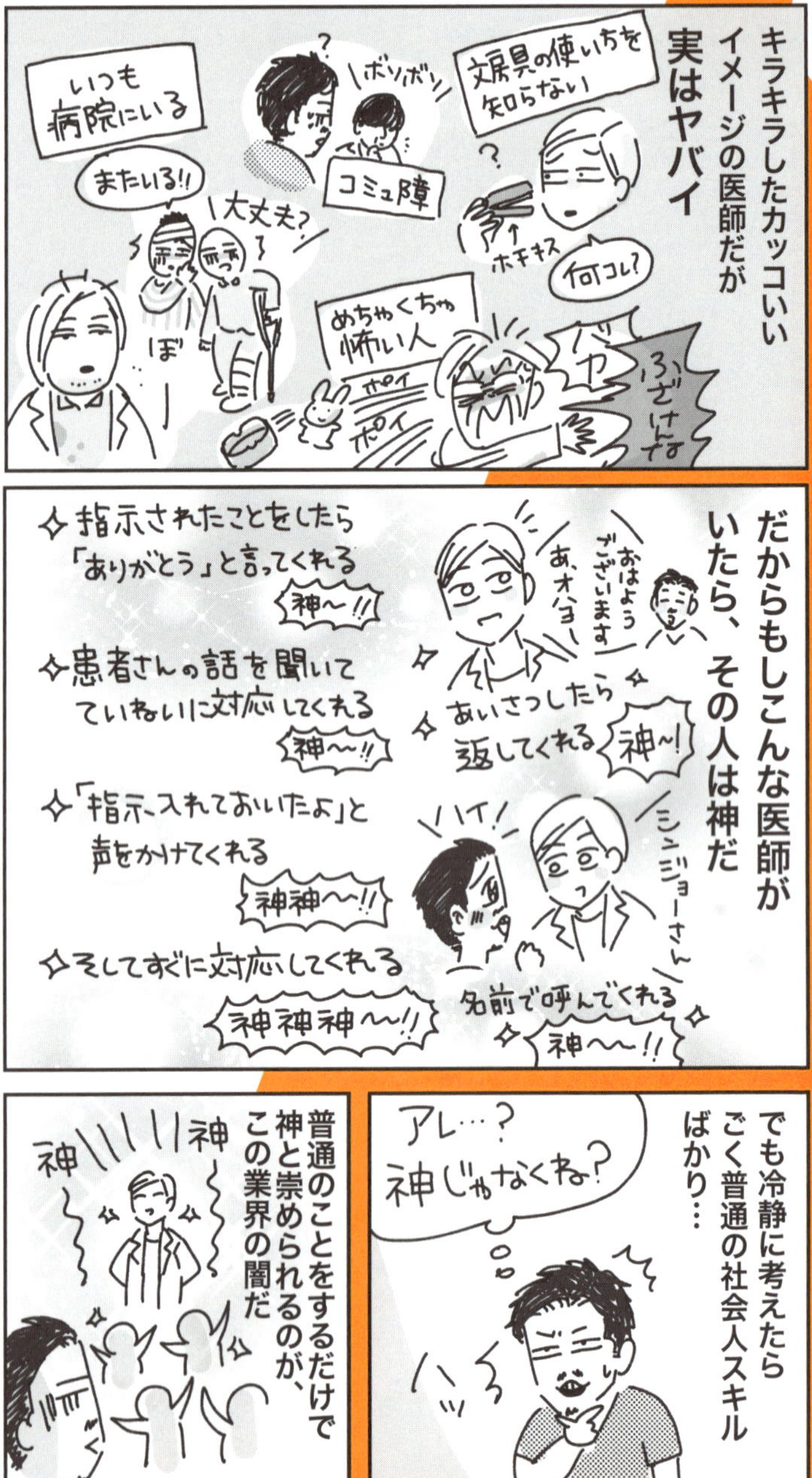

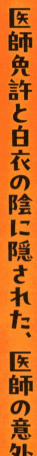

医師というのは、いろいろな意味でヤバイ人が多い。

普段は白衣という最強の戦闘服に身を包み、「先生」と呼ばれて、患者さんや医療関係者に限らず世間からも尊敬されている。医師免許の前には思わずひれ伏す。

ただ、おそらく幼少のころから青春のすべてを捧げて勉強しまくってきたせいか、キャラクターは千差万別。**総じてヘンな人ばかり。**

文房具の使い方を知らない、机の上を片付けられず書類の墓場になっているなど、医療知識以外の何かが欠如している人、目を見て話せないコミュ障、突然キレて物を投げたり暴言を吐く、めちゃくちゃ怖い人。

そうかと思うと、アルコールが入った途端、偏差値が急降下し、セクハラ5歳児になる人。

つまり、普通の会話ができれば十分、というほど「まともな医師」のハードルは低い。

その一因となっているのが、もはや病院に住んでいるとしか思えない、医師のむちゃくちゃな勤務実態だろう。

当直で一晩中仕事をしていたはずなのに、翌日の夕方になってもまだ普通に仕事しているし、なんなら病院でシャワーを浴び、医局で仮眠を取ってなんとか命をつないでいる人も。あまりにいつもいるから、入院患者さんにまで心配されている。働き方改革ってナンダ？そりゃ看護師以上に、忙しさに人格崩壊させられるよね。

だからもしこんな医師がいたら、その人は神だ。見かけたら崇めよう。

●あいさつしたら、返してくれる。**神～！**
●名前で呼んでくれる。**神～！**
●雑談してくれる。**神～！**
●指示されたことをしたら「ありがとう」と言ってくれる。**神～！**
●患者さんの話を聞いて、ていねいに対応してくれる。**神～！**

- 「指示入れておいたよ」と声をかけてくれる。**神神〜！**
- そして、すぐに対応してくれる。**神神神〜！**

きっとこれに共感してくれるのは、医療業界など一部の限られた世界の人だけのはずだ。

なぜなら、冷静に考えたらごく普通の社会人スキルばかり。**ごく普通のことをするだけで神と崇められるのが、この業界の闇**だ。

病院がどれだけ特殊な世界か、おわかりいただけただろうか。

かなり繊細なコミュニケーションを取らなきゃいけない仕事のはずなのに……。

決して多くは望みません。ちょっとだけ気持ちのいい対応さえしてくれたら、看護師は「ダイスキ！」と思えます。

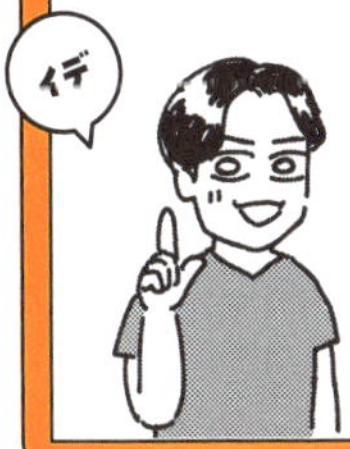

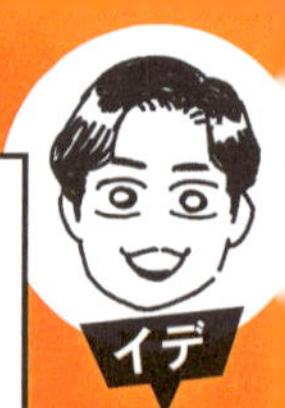
イデ

みんなの窓口!? 伝書鳩看護師の伝達スキル

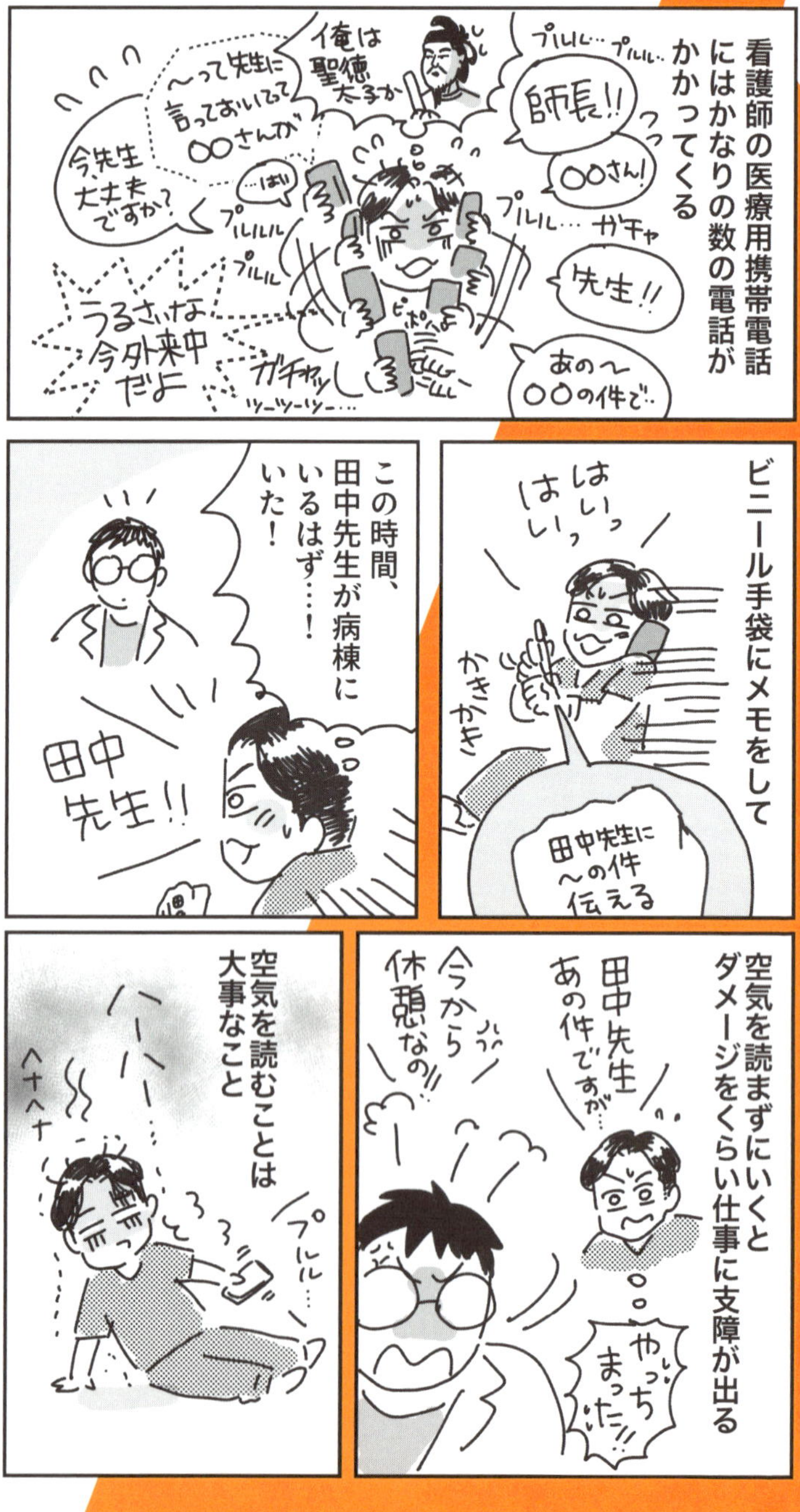
看護師の医療用携帯電話にはかなりの数の電話がかかってくる
プルルル…プルルル…
師長!!
○○さん!
プルル…
ガチャ
先生!!
あの〜○○の件で…
俺は聖徳太子か
〜って先生に言っておいてって○○さんが
今先生大丈夫ですか?
…はい
プルルル
プルル
ピポパ
うるさいな今外来中だよ
ガチャッ
ツーツーツー…
ビニール手袋にメモをして
はいっ はいっ
かきかき
田中先生に〜の件伝える
この時間、田中先生が病棟にいるはず…! いた!
田中先生!!
空気を読まずにいくとダメージをくらい仕事に支障が出る
田中先生あの件ですが…
今から休憩なの!!
やっちまった!!
空気を読むことは大事なこと
ヘナヘナ
プルル…

看護師の手元にある医療用携帯電話。ここには連日、かなりの数の電話がかかってくる。医師や薬剤師、検査技師、別病棟の看護師、師長など、その相手もさまざまだ。

でもだいたいの場合、語尾につけられるのが**「～って先生に言っておいてください」**だ。

おいおい、こっちも忙しいんだからみんな直接伝えてくれよ～～。これは**1日100万回思っている**ことだ。

伝言ゲームになると、大事な情報がちゃんと伝わらないこともあるし。

患者さんの治療に関わる情報は、担当看護師として把握しておく必要があるというのは、一理ある。だけど医師が忙しくてなかなか捕まらないから、看護師にボール回したいだけだろ！　ということも多い。

タイミングを見て何度も医師に電話し「うるさいな、今外来中だよっ！」と怒鳴られるのは、だいたい看護師の役回りだ。**ツライッ！**

看護師は常に病棟にいるから、患者さんに関するすべてに介入しなければならない。

とはいえ、体は一つ。

聖徳太子ばりに一度にまとめて話を聞ければいいけれど、もちろんそんなスキルはない。

でも忘れたらインシデント。

だから、頼まれたことを忘れないように、ありとあらゆる場所にメモを取るようにしている。ビニール手袋にメモを取ることもあるが、その手袋を間違って捨ててしまうとアウトだ。

なるべくダメージを受けないように伝言という任務を遂行するため、必要なのは定点観測だ。

何が地雷でどのタイミングなら話しかけてもいいかなど、**医師一人ひとりの攻略マップを頭に入れておくつもりでよく観察し、火の粉を浴びないように気を付ける。**

例えば田中先生は午前中の外来が終わった後、コンビニに寄ってから病棟に15分だけ顔を出すからその時がチャンス。電話では何を言っているかわからないから、直接アタックして伝わったか、指さし確認した方がいい。

山本先生は、「お願いします」と強め言い切りで伝えると結構やってくれるが、なかなか指示を入れてくれない時に何度も確認するのは地雷。へそを曲げてやってくれない、とかね。

話しかけてもいいタイミングや地雷、好きな言い方や機嫌が悪い時のクセなどを頭に入れておいて、ここぞという時にさっと話しかける。塩対応でもそういうものだと気にしない。

余計な仕事を増やさないためにも、空気を読むスキルを磨こう。

医師はめちゃくちゃ忙しいけれど、直接言った方が早いことは看護師をはさまずに直接言おうよ。

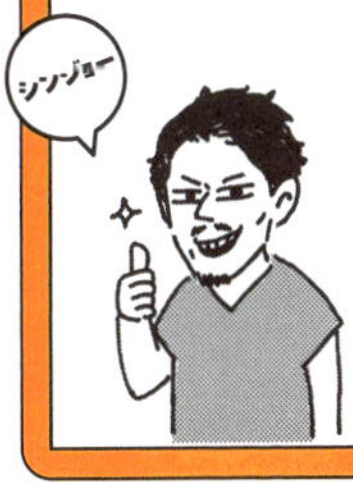

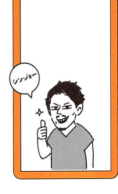

シンジョー

こいつ絶対辞めるじゃん、と思ってしまう瞬間

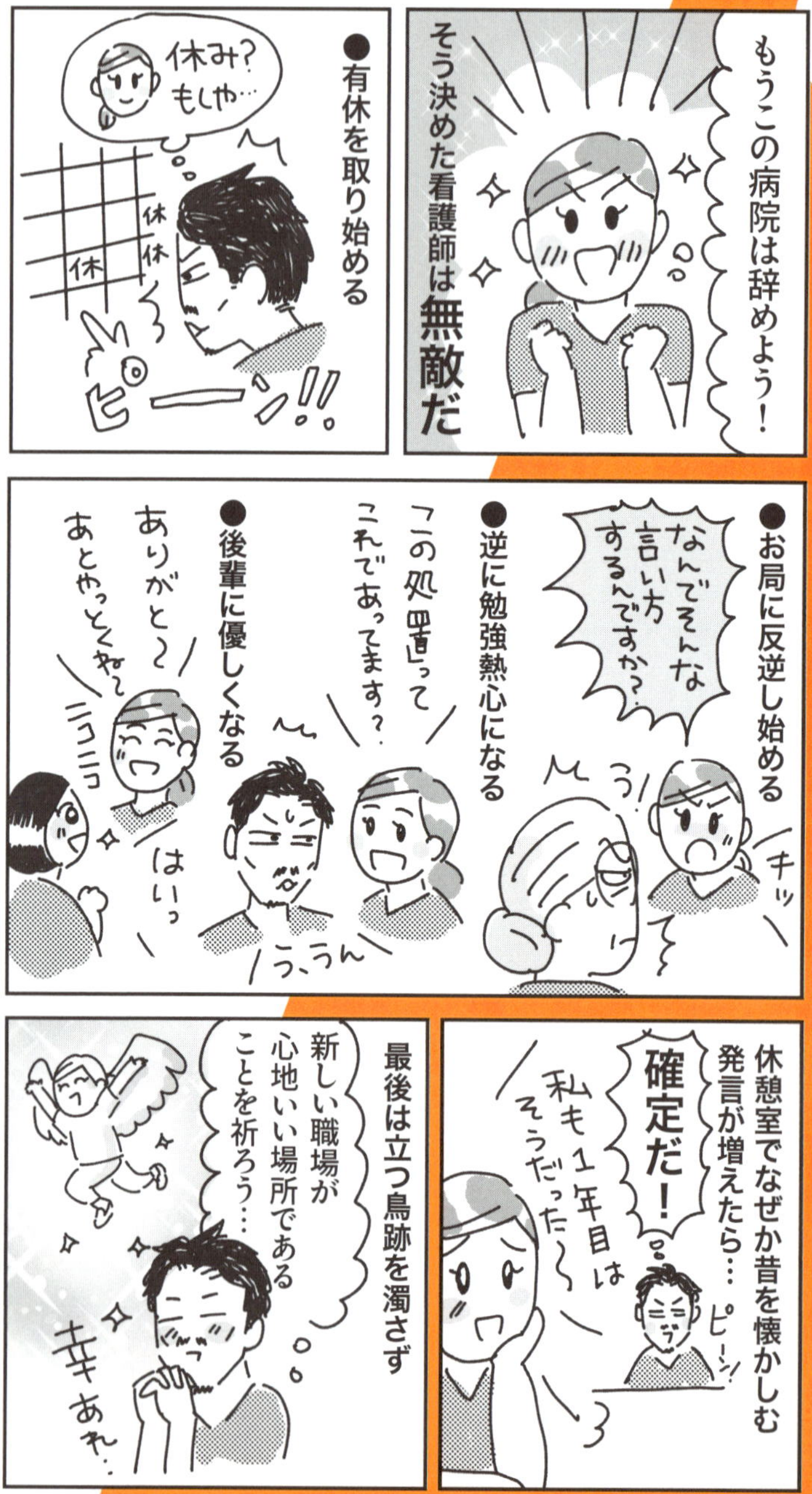
もうこの病院は辞めよう!
そう決めた看護師は無敵だ
●有休を取り始める
休み?もしや…
休
休休
ピーーン!!
●お局に反逆し始める
なんでそんな言い方するんですか?
ムッ
う!
チッ
●逆に勉強熱心になる
「この処置」ってこれであってます?
う、うん
●後輩に優しくなる
ありがとう~ あとやっとくね~
ニコニコ
はいっ
休憩室でなぜか昔を懐かしむ発言が増えたら…
確定だ!
私も1年目はそうだった~
ピーン!
最後は立つ鳥跡を濁さず
新しい職場が心地いい場所であることを祈ろう…
幸あれ…

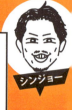

もうこの病院は辞めよう。そう決めた看護師は無敵だ。もはや怖いものなどないから、ちょっとうらやましくなるほどすがすがしい行動を取り始める。

周りの看護師がこういうことをし始めたら、転職へのカウントダウンが始まっていると思って間違いない。

ちょくちょく有休を取り始める

これまで体調不良の時ですら、シフトの穴埋めが大変なこともわかっているから多少無理してでも休まないようにしてきた。

それなのにあきらかにたいしたことがない体調不良どころか、ちょっとした用事でも**堂々と「休みます」と権利を行使**し始める。

これは退職準備だと思っていいだろう。

お局に反逆し始める

どれだけお局が理不尽極まりなくても、自分の身を守るための処世術として言いなりになったり、ガマンしたりしてきた。

ところが、ある時から急に「わかってます！　なんでそんな言い方するんですか？」など**強めの口調で言い返す**ようになったとしたら、もはやこの場所で失うものはないと判断したのだろう。やってみたい……。

逆に勉強熱心になる

これまで死んだ魚のような目で仕事をしていた看護師が、急に「この用語の意味って何ですか？」「この処置ってこれで合っていますか？」**「これってどの病院でも同じですか？」**など前のめりで質問するようになるということは、ちゃんと評価されたい相手ができたということかもしれない。

ここではないどこかに。

後輩に優しくなる

これまで後輩に厳しく指導していた人が、急に褒めるようになったり、率先してフォローするようになる。実はこれもアラームの一つだ。

要は、**期待しなくなった**ということ。もう自分には関係ないと手放したがゆえに、周りに対して無責任になれる。指導する方が面倒だから、後輩から仕事を取り上げてやってしまう。つまり、全然優しくない。

こんな言動に加えて、休憩室ではなぜか過去を懐かしむ発言が増え、プリセプター（先輩看護師）を担当した後輩を遠い目で見ているなら、もう確定だ。次の病院が決まっている。同時に「あ、こいつ辞めるな」と気づかれた後の対応で、**自分が周囲からどう見られているかもわかってしまう。**

気持ちよく送り出してもらうためにも、言動には注意したいものだ。

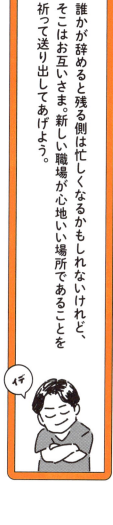

誰かが辞めると残る側は忙しくなるかもしれないけれど、そこはお互いさま。新しい職場が心地いい場所であることを祈って送り出してあげよう。

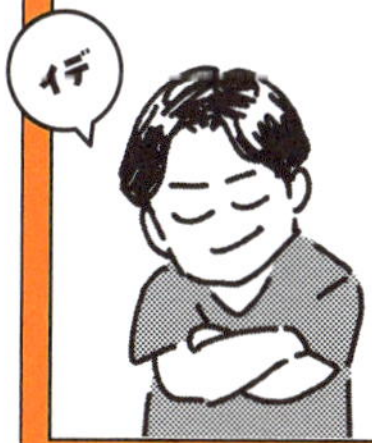

ちょっとソワソワ。新人の下剋上!?

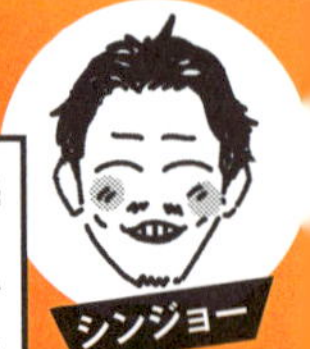
シンジョー

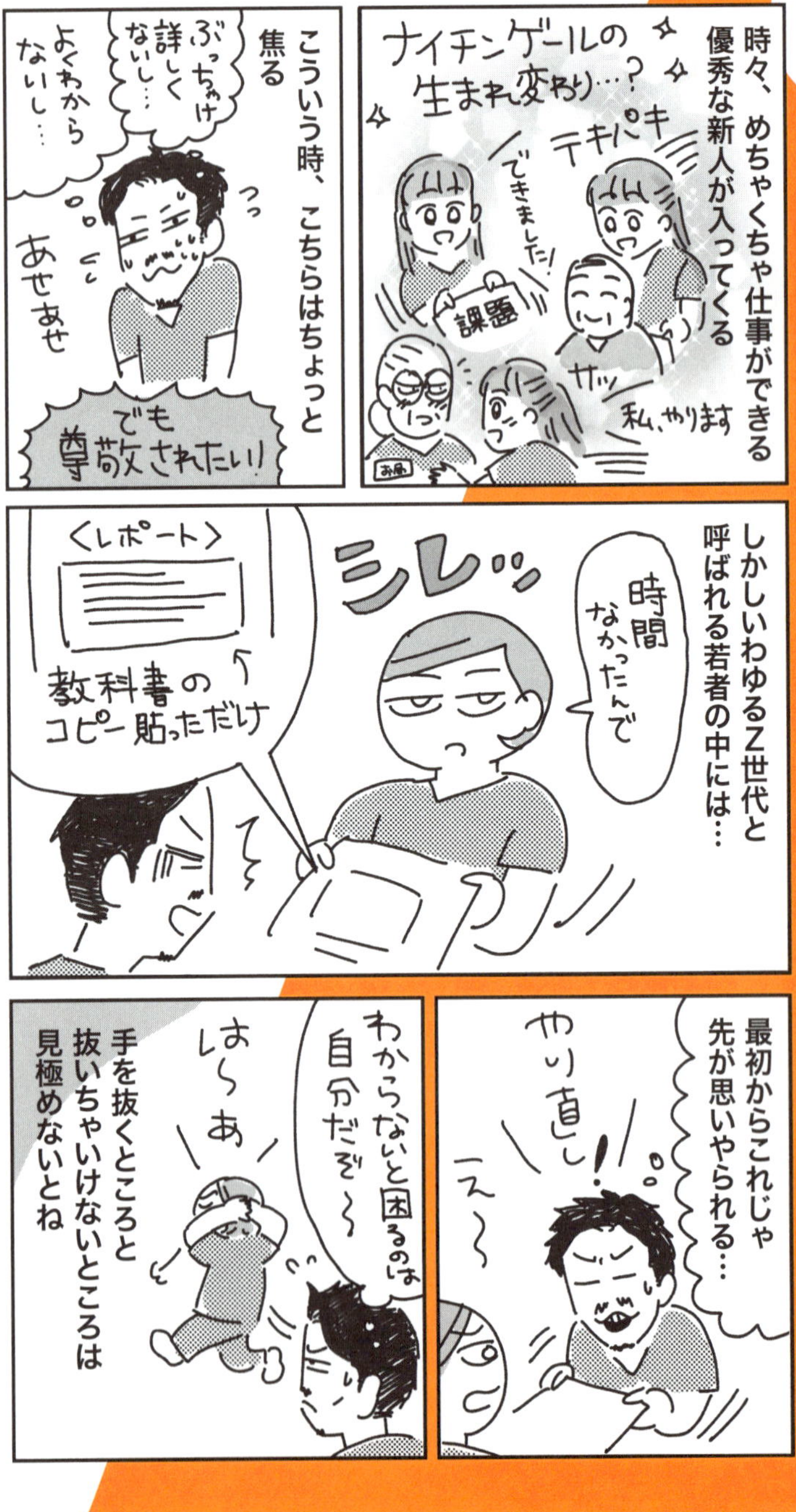
時々、めちゃくちゃ仕事ができる優秀な新人が入ってくる
ナイチンゲールの生まれ変わり…？
テキパキ
できました！
課題
サッ
私、やります
こういう時、こちらはちょっと焦る
ぶっちゃけ詳しくないし…
よくわからないし…
あせあせ
でも尊敬されたい!!
しかしいわゆるZ世代と呼ばれる若者の中には…
時間なかったんで
シレッ
〈レポート〉
教科書のコピー貼っただけ
最初からこれじゃ先が思いやられる…
やり直し
え〜
わからないと困るのは自分だぞ〜
手を抜くところと抜いちゃいけないところは見極めないとね

時々、めちゃくちゃ仕事ができる優秀な新人が入ってくることがある。ホウレンソウは完璧、めちゃくちゃ勉強してきて課題提出も早い、お局にも気を遣えるほどコミュニケーションもバッチリ。

キミはナイチンゲールの生まれ変わりなのか？


そういう時、こちらはちょっと焦ってしまう。

もし難しいことを質問されて答えられなかったらどうしよう、とソワソワしてしまうのだ。

だって、自分の勤務している診療科以外のことはぶっちゃけそんなに詳しくないし、処置介助だって、たまにしかやらない処置は、**やり方がよくわからない。**

でも、先輩としての威厳は保ちたい。新人から尊敬されたいと思ったって、いいじゃないの。


新人から質問されてしどろもどろながら答えるのはこっちの勉強にもなるチャンスだと思って、活かしていかないと。

看護師である以上、新しい技術はどんどん出てくるんだから、勉強はずっと続けていかなきゃいけないわけだし。

しかしいわゆるZ世代と呼ばれる若者の中には**「時間がなかったので」と出した課題をやってこないうえに、レポートは教科書のコピーを貼っただけ**というツワモノも増えている。

でも、いざ「やってください」と言われて、わからないと困るのは自分だよ？

新人のうちは自分で何ができていて、何の業務ができていないのか、何がわかっていないのかをちゃんと理解できること、そのうえでホウレンソウができることが一番大事。

そのためにも、勉強は必要。

わからないことは新人のうちに「わかりません」と伝えて教えてもらいながら、周りと一緒に成長していけばいい。


期待の超新星！

病棟の平和を守ってくれ！

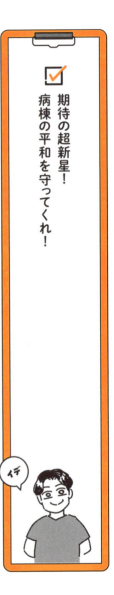

第5章

トラブル多すぎ～！
今日も病院内を走り回ります

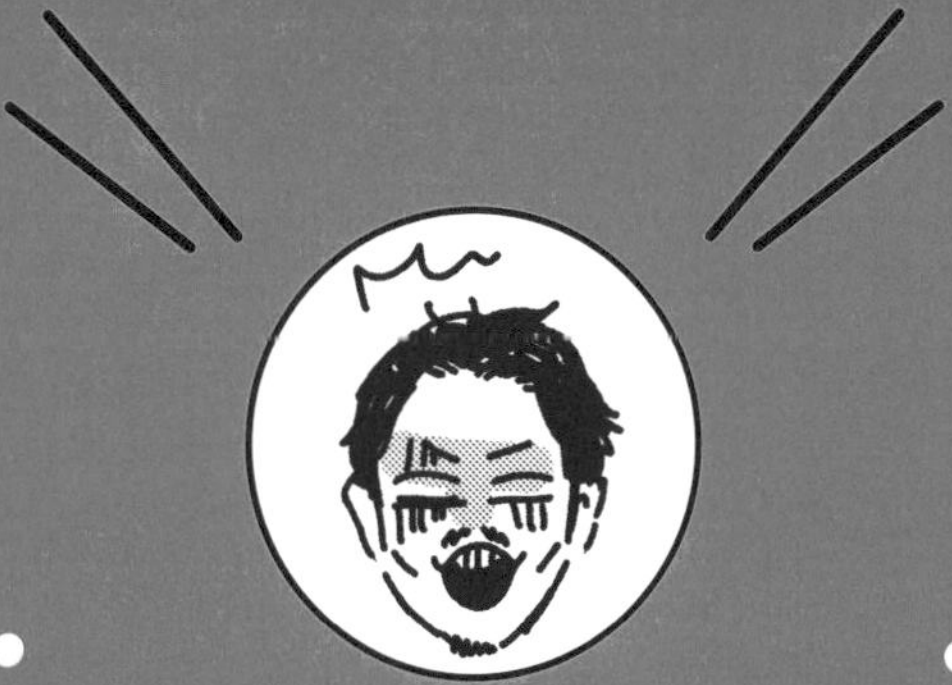

イデ

誰もが通る道？ 深夜に起きた、恐怖体験

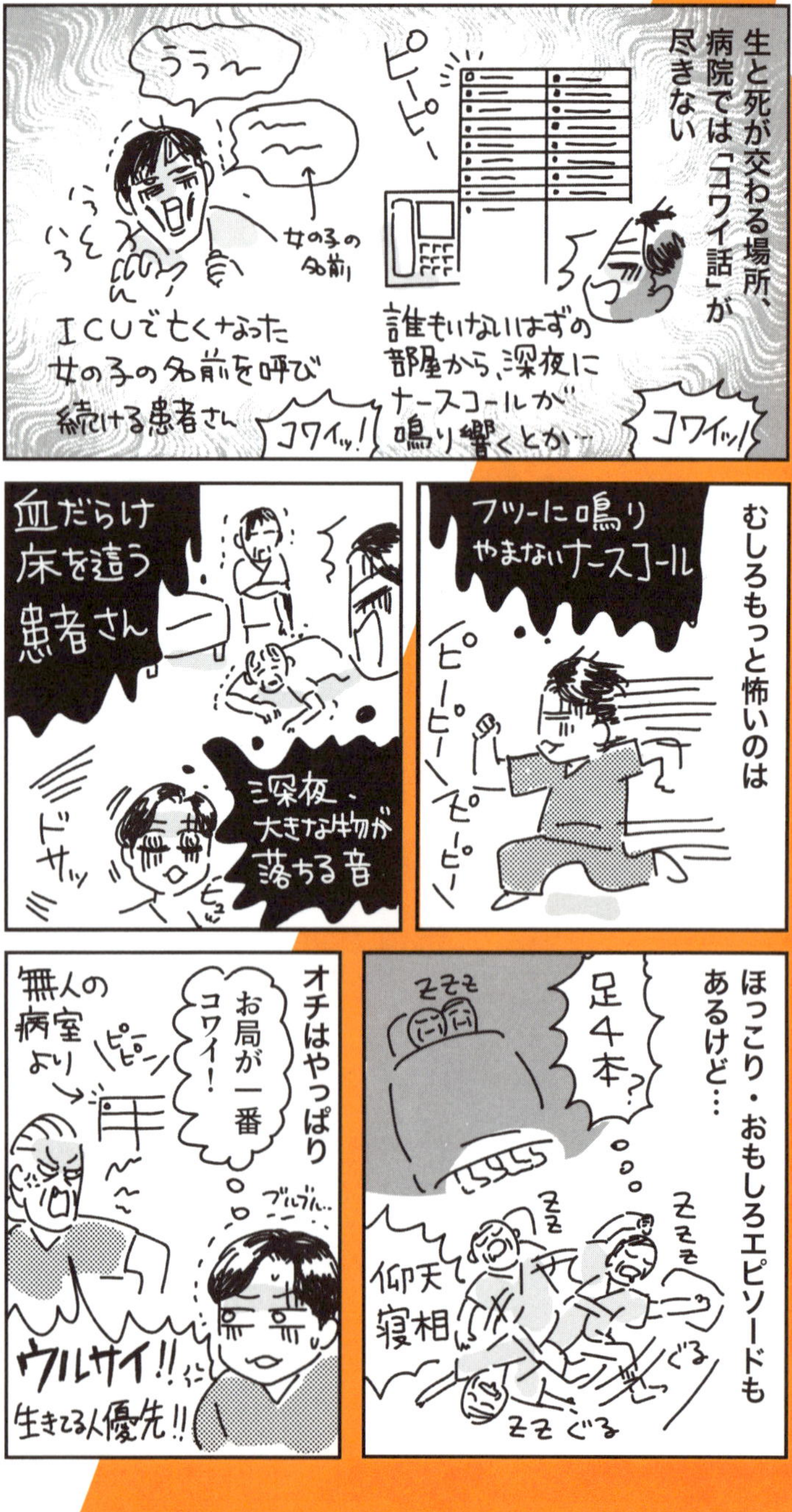

生と死が交わる場所、病院では「コワイ話」が尽きない
ピーピー
誰もいないはずの部屋から、深夜にナースコールが鳴り響くとか…
コワイッ!
うう～
女の子の名前
ICUで亡くなった女の子の名前を呼び続ける患者さん
コワイッ!
むしろもっと怖いのは
フツーに鳴りやまないナースコール
ピーピー
ピーピー
血だらけ床を這う患者さん
深夜、大きな物が落ちる音
ドサッ
ほっこり・おもしろエピソードもあるけど…
足4本？
仰天寝相
ぐる
ぐる
オチはやっぱり
お局が一番コワイ!
無人の病室より
ブルブル…
ウルサイ!!
生きてる人優先!!

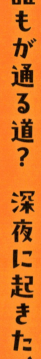

病院は生と死が交わる場所。そして、病棟に必ず一人は**「見える」看護師**がいる。

その看護師が「この部屋にだけは近づきたくない」という病室がどの病棟にも一つはある。

そして**誰もいないはずのその部屋から深夜にナースコールが鳴り響く**とか……。**コワイッ。**

ICUに運び込まれた患者さんがうわ言のように女の子の名前を呼び続けていたが、その名前はかつてICUで亡くなった女の子の名前だったとか。**コワイッ。**

までも、僕はまったく見えないタイプなので、夜勤の時に廊下を歩くのが怖いとかエレベーターに乗れない、みたいなことは今のところない。

むしろもっと怖いのは、「今日は落ち着いていますね」と口にした途端に鳴りやまなくなるナースコールとか、深夜に「すみません」と声が聞こえたから振り向いても、誰もいない。おかしいなと周りを見回したら、**ベッドから落ちた患者さんが床を這っていた……**みたいなことの方が、コワイ。

中には床が冷たくて気持ちがいいからと、わざと床で寝る人もいる。

コワイって！


他にも、ふと廊下を見ると点滴やらドレーンやら様々な管を勝手に抜いて血を流しながら歩いているとか。

深夜に「ドサッ」と大きなものが落ちる音とか。

トイレの便器の横やリネン室など、いるはずのない場所にうずくまって人が寝ているとかの方が、よっっぽどコワイ。


お願いだからインシデントだけはヤメテ〜！


こんなエピソードもある。

夜中に巡視していたらベッドから足が4本見えた。ぎょっとして布団をめくったら、隣のおじいちゃんと一緒に寝ていた、というもの。

一人で寝るのを寂しがっていて、しょうがないと一緒に寝てあげていたらしい。これは、ほっこり。

夜中の巡回で、あまり動けないはずの患者さんが、さっきまで枕の上に頭を乗せていたはずなのに、いつの間にか上下逆になって寝ていてビックリ、ということも。**寝相、アンビリーバボー！**

ゾッとする話はいろいろあるが、誰もいないはずの部屋からナースコールが何度も鳴っているのに対して「もうっ！　うるさいな、忙しいのに！」「生きている人が優先！」とブチ切れるお局が、一番コワイ。

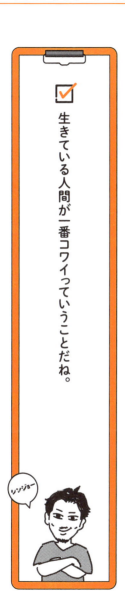

生きている人間が一番コワイっていうことだね。

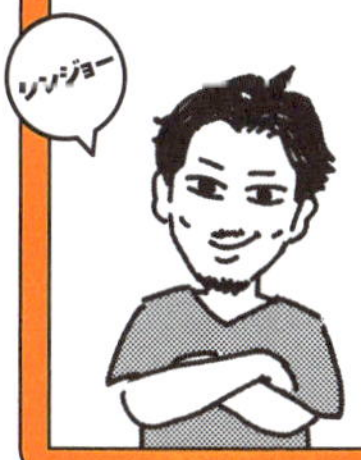

ノーパンはやめてぇ！ 開放的すぎる患者さんズ

シンジョー

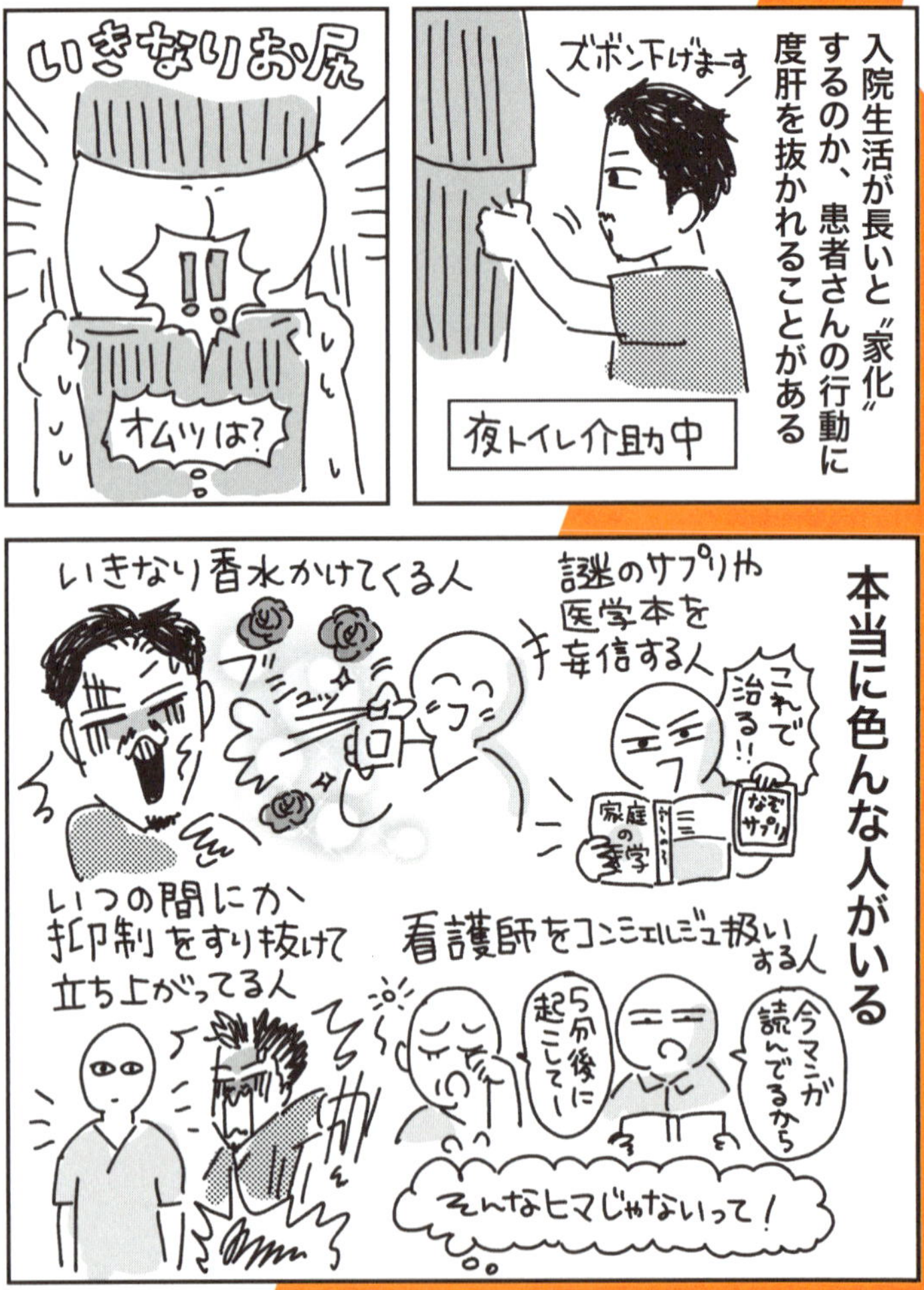

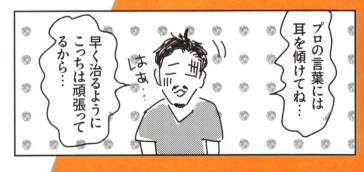

入院生活が長いほど、だんだん患者さんも病院が〝我が家〟化してくるのか、自由すぎる行動に度肝を抜かれることがある。

例えば、夜トイレ介助のためにズボンを脱がせると、**いきなりお尻が現れてビックリ！**

そっとゴミ箱をのぞくと、オムツがポンッと捨ててある。

たぶんこの人、自宅でもこの恰好で寝ているんだろうなとは思うけれど、ビックリするからヤメテ～！

謎のサプリを持ち込んでくる患者さんも結構いる。「これでガンが治る」「これのおかげで血圧が下がった」と自慢げに言うけれど、病院で得体のしれないサプリを飲ませるわけにはいかないんだよぉぉぉぉぉ。

医学本を妄信して、看護師の話をまったく聞かない人もいる。じゃあなんで病院に来たの？　と言いたくなる。

できるだけ快適に過ごしたいという気持ちはわかるけれど、**病院はホテルではないし、看護師はコンシェルジュではありません！**

「読んでいるマンガが今いいところだから検温はちょっと後にして」とか「3時からのドラマを見たいから、5分前に起こして」みたいなことを言われても困る。そんなにヒマじゃないんだって！

病室にハイブランドの香水を持ってきた患者さんに「○○の香水じゃないですか、すごいですね」と声をかけた途端、**シュッと吹きかけられた**ことも。

強い香水だと一日持っちゃうから、どれだけ衛生的手洗いをしてもまったく落ちない。これで師長に文句を言われたらどうするんだ（涙）。よかれと思ってやってくれたのだろうけど……。行動が予測不可能すぎる。

でもこれぐらいは、まだかわいい方。

必要に応じて身体抑制をしている患者さんが、**いつの間にか抑制をすり抜けて立ち上がっているというイリュージョン**を目にした時は、心臓が止まるかと思うほど驚いた。

きっと看護師が仕事をしている間も、患者さんは抑制から逃れることに集中し、少しずつ少しずつ緩めていったのだろう。**ルパンか！**

患者さんは、治療のために病院にいる。我々看護師も、**ケガや病気が少しでもよくなってほしい**、そのためにできる限りのことをしたいと看護を行っている。

そのためには、時に患者さんにガマンを強いることもある。

糖尿病の患者さんには、甘いものを食べちゃダメと言わなきゃいけなかったり、手術直後は点滴などたくさん管を通して、それを取り外してしまわないように固定したり。

それが苦しくて、時に患者さんも暴れたくなることがあるのも理解できる。


そういうことがなくても、自宅ではないのだから、不自由を感じることはあるだろう。

でも、あまりにも自由すぎる行動はヤメテ。こっちの心臓が持ちません。

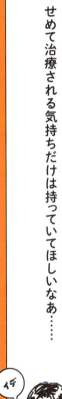

せめて治療される気持ちだけは持っていてほしいなあ……

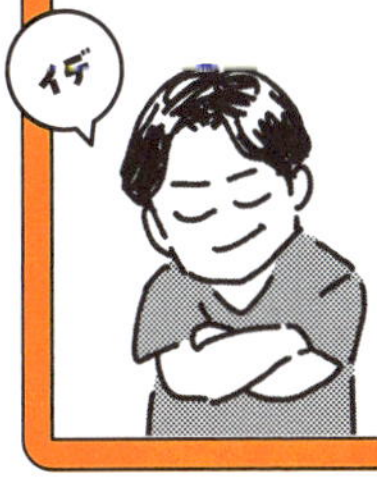

イデ

病院内で救急車呼ぶの、やめてもらっていいですか

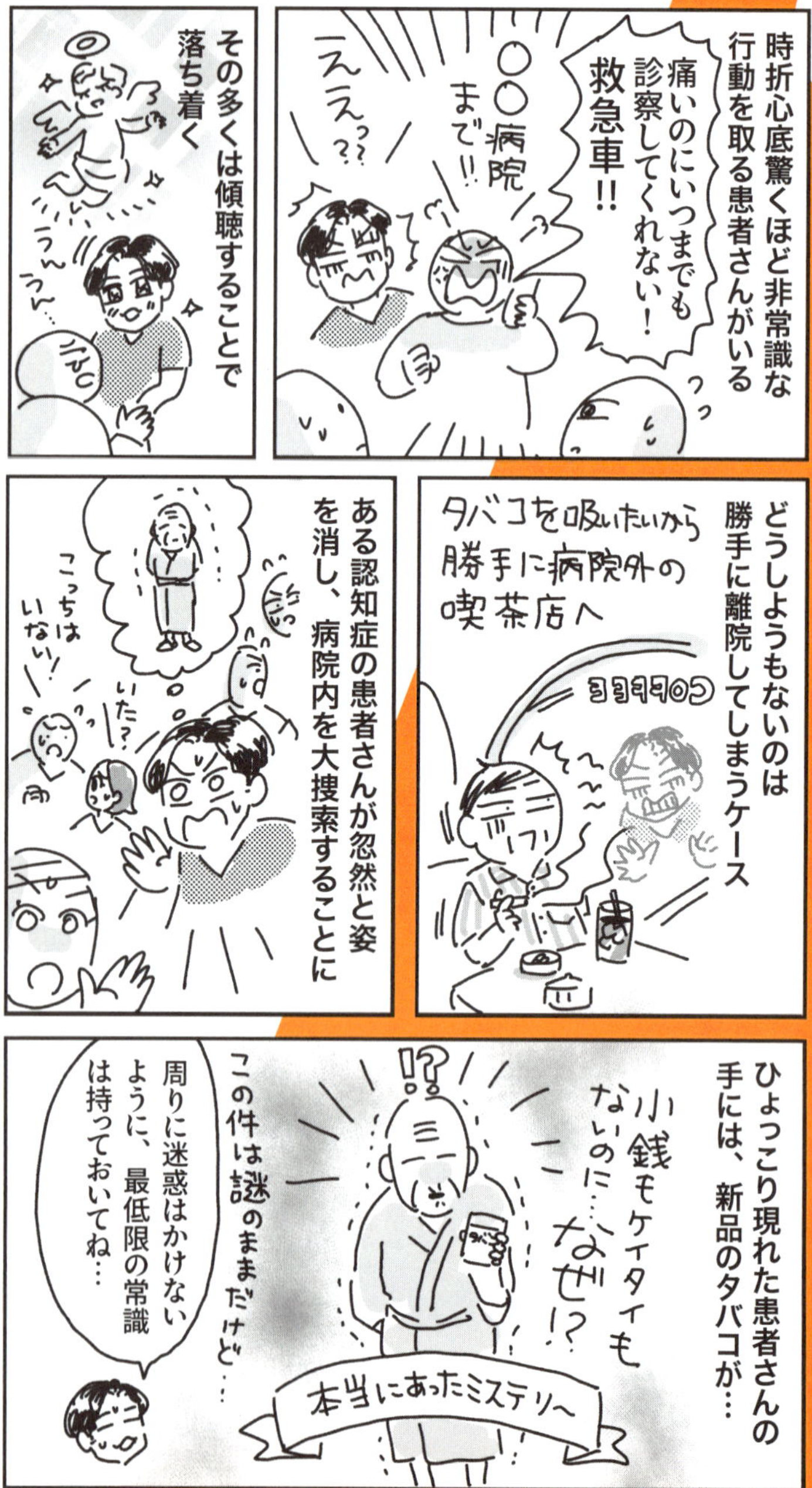

時折心底驚くほど非常識な行動を取る患者さんがいる
痛いのにいつまでも診察してくれない！救急車!!
○○病院まで!!
えええっ???
その多くは傾聴することで落ち着く
うん
うん…
どうしようもないのは勝手に離院してしまうケース
タバコを吸いたいから勝手に病院外の喫茶店へ
ある認知症の患者さんが忽然と姿を消し、病院内を大捜索することに
こっちはいない！
いた？
ひょっこり現れた患者さんの手には、新品のタバコが…
小銭もケイタイもないのに…なぜ!?
!?
この件は謎のままだけど…
周りに迷惑はかけないように、最低限の常識は持っておいてね…
本当にあったミステリー

ほとんどの患者さんはいい人だし、治療にも協力的なのだが、病院に診察を受けに来ているのに、時折心底驚くほど非常識な行動を取る患者さんがいる。

その典型例が、**病院内で救急車を呼んでしまう人**。待ち時間が長いとか、足が痛いのに対応してくれなかったのが不満だったとか。これはフィクションじゃない。

患者さんの希望する処置を医師が許可しなかったので、看護師としても対応できないと言ったら、警察を呼ばれてしまったことも。ありえないでしょ……。

こういう患者さんをモンスターペイシェントと言うのは簡単だけれど、実はよくよくその人の望みを聞いていくと、**ただ話を聞いてもらいたいだけ**だったりもする。

だから大事なのは、**傾聴する**こと。

自分の中に天使を降臨させ、「そうですよね」ととにかく話を聞く。そうするとだんだん落ち着いてきたりする。

同じ土俵で戦おうとしてしまうと、余計にヒートアップしてしまうからね。

こういうケースは傾聴で対応できるけれど、どうしようもないのは**勝手に離院**してしまうこと。

例えば、タバコを吸いたいからと、勝手に病院外の喫茶店に行ってしまうケース。**トンデモナイダロ！**

安静度合いによっては散歩が許可されていることもあるので、取り締まるのも難しい。

そしてこれは、本当にあったミステリー話。

認知症の患者さんがある時、忽然と病棟から姿を消してしまって騒然となり、病院内を大捜索することに。

看護師が血眼になって探しているところへ、ひょっこりとその患者さんが病院の正面玄関から戻ってきた。**なぜか、手には新品のタバコの箱。**

院内着姿で、患者さんは小銭も携帯電話も持っていないはず。病院周辺でタバコを買える場所なんて、片道15分ほど歩いた駅前のコンビニしかない。

携帯電話などの連絡手段も持っていないから、家族と待ち合わせをして受け取ったとも考えにくい。

一体どうやって、その患者さんはタバコを入手できたのか、真相は今でも謎に包まれている……。

病院にお越しの際は、**最低限の常識**をお持ちのうえご来院ください。

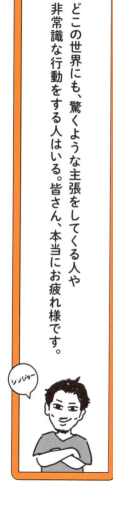

どこの世界にも、驚くような主張をしてくる人や非常識な行動をする人はいる。皆さん、本当にお疲れ様です。

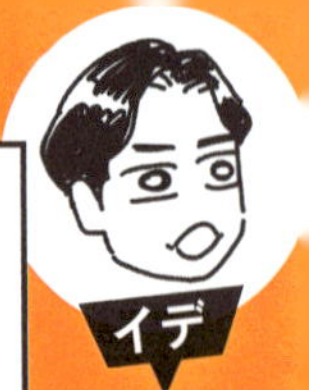

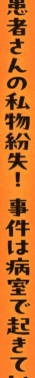

患者さんの私物紛失！ 事件は病室で起きている（かもしれない）

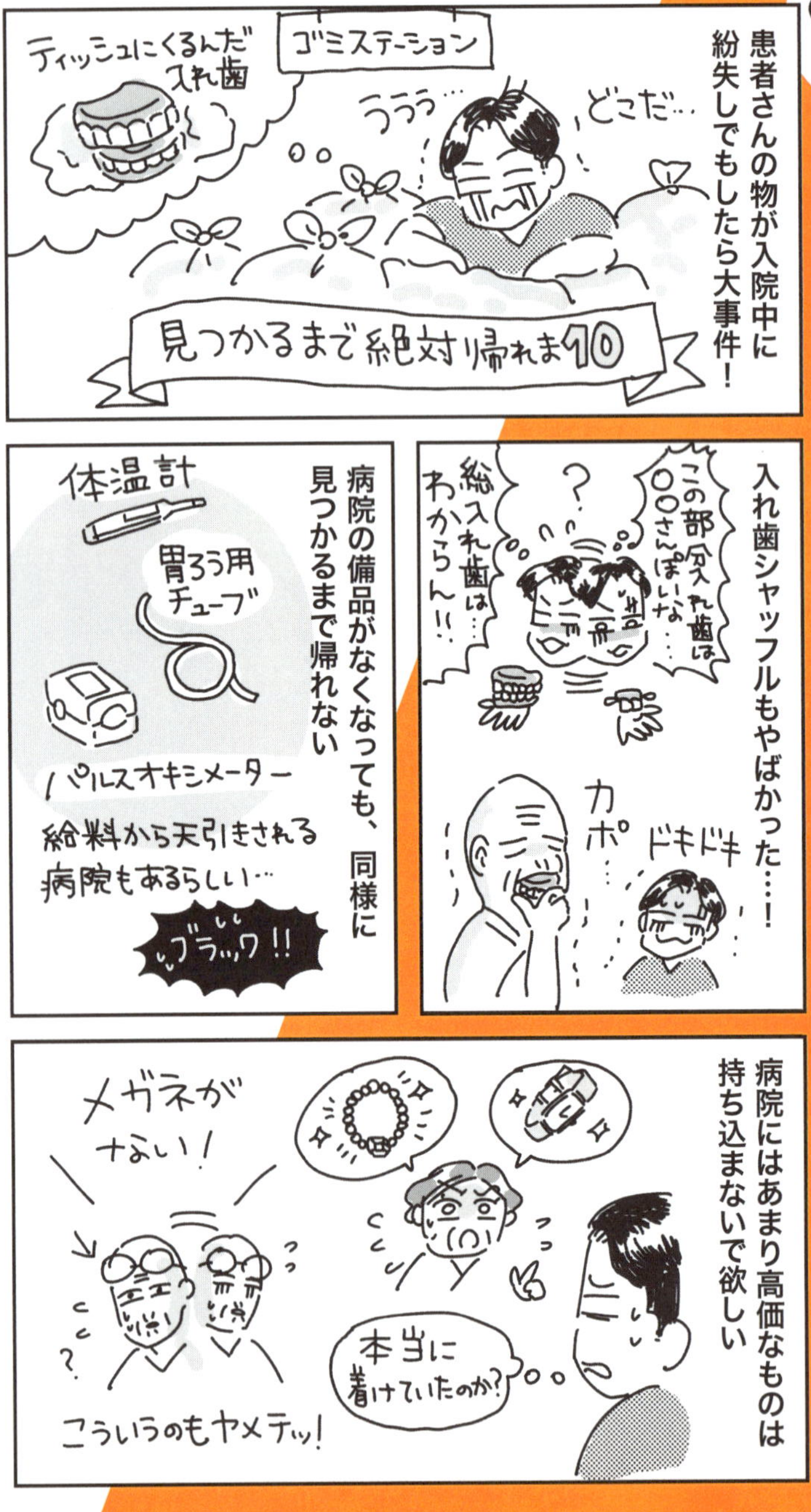

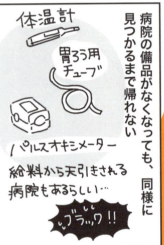

もしも患者さんの私物が入院中に紛失でもしようものなら、それは大事件だ。業務時間外だろうが、業務が立て込んでいようが、スタッフ総出で大捜索が始まる。ガチで、**ゴミステーションで一つずつゴミ袋を開く**ところまでやらなきゃいけない。**ツラッ。**

結構多いケースとして、入れ歯を外してティッシュにくるんでいた患者さんが、忘れてそのまま捨ててしまう事件（お年寄りはティッシュが大好き。物を包んだり、畳んであちこちにしまっていたりする。なんで？）。

当然見つかるまで、帰れない。しょうがないとあきらめて、**何をおいても捜索を優先**しなきゃいけない。**ツラッ。**

入れ歯といえば、みんなで一緒に歯磨きをしたりする時に、席をシャッフルしてしまって、**どれがだれの入れ歯なのかわからなくなる**のはかなりヤバイ。入れ歯には名前書けないからね。

こういう場合は、歯形や位置などからおそらくこの人のものだろう、と慎重に推理することになる。

口に入れるのをそっと見守る時は、ヒヤヒヤなんてものじゃない。

一本も歯がない人のものだと手がかりがまったくないので、詰む。

指輪などの高価なものがなくなった場合は、特に大事件だ。

認知症の方などだと、本当に着けていたのか記憶があいまいな場合もあるから、なおさら捜査は難航する。

そもそも**事件が起きているのかどうかわからない**からね。

アクセサリーや高級な時計などは、どうか病院には持ち込まないで。**オネガイ！**

病院の備品がなくなっても、同様に見つかるまで帰れない。

治療に使う麻薬が紛失、なんていう大問題はもちろんのこと、体温計一つ紛失しても、**見つかるまで残業。**

胃瘻《いろう》（直接胃に食べ物を流し込む方法）で使うチューブは再利用するものなのにうっかり

捨ててしまうケースが多く、大捜索したことがこれまでの看護師人生で6回はあった。

体温計やパルスオキシメーター（血液中の酸素量を計る機械）を紛失したら、**担当看護師の給料から天引き**される病院があると聞いたこともある。パルスオキシメーターなんて1万円ぐらいするんだよ？

見せしめなのだろうけど、あまりにブラックすぎるだろ……。

☑

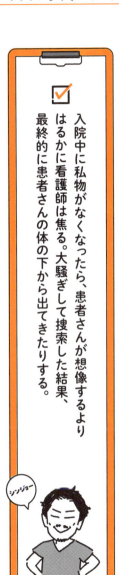

入院中に私物がなくなったら、患者さんが想像するよりはるかに看護師は焦る。大騒ぎして捜索した結果、最終的に患者さんの体の下から出てきたりする。

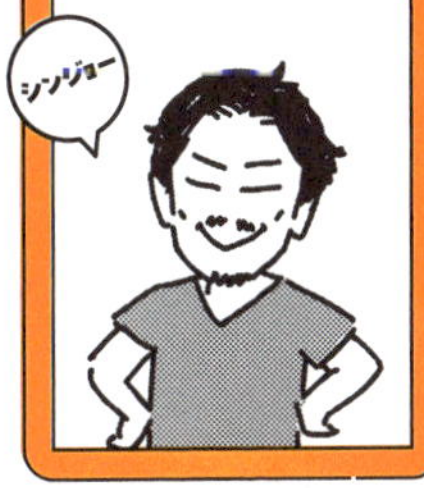

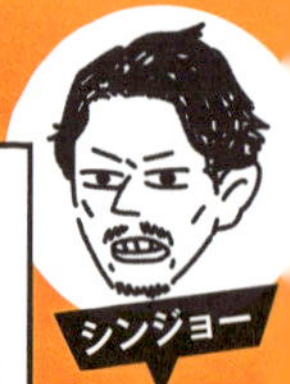

シンジョー

ナスメン、今日もみんなの楯になります

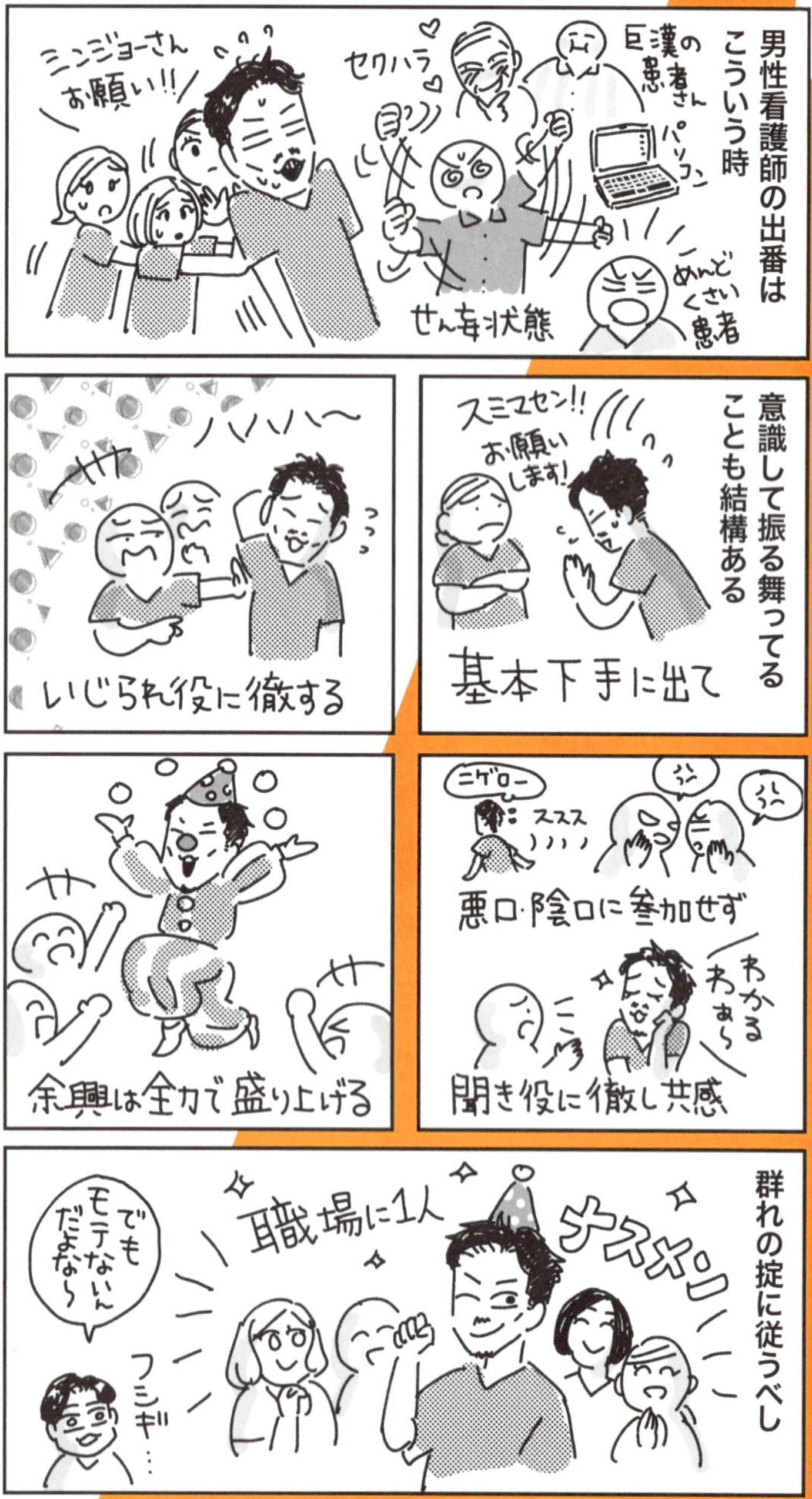

男性看護師の出番はこういう時
巨漢の患者さん
パソコン
めんどくさい患者
セクハラ
せん妄状態
シンジョーさんお願い!!!
意識して振る舞ってることも結構ある
スミマセン!!
お願いします!
基本下手に出て
ハハハ〜
いじられ役に徹する
ニゲロー
ススス
悪口・陰口に参加せず
わかるわかる
聞き役に徹し共感
余興は全力で盛り上げる
群れの掟に従うべし
職場に1人
ナスメン
でもモテないんだよなぁ
フシギ…

我々男性看護師は、結構体を張って仕事をしている。

手術の後にせん妄状態（手術のストレスなどから起こる一時的な認知障害）で興奮してしまい、周りの人に暴力を振るう患者さんがいる。

そういう時は男性看護師の出番だ。

意識がない分本気で殴ってくるので、一発もらうと結構痛い。点滴を無理やり外そうとしたりするので止めると頭をボカボカ殴られたり。

せん妄だから仕方ないとガマンするしかないけれど、痛いものは痛い。**ツラッ**

ナスメンは、巨漢の患者さんの体位変換など**力仕事を任されがち。**

暴力やセクハラ癖があるなど、**めんどくさい患者さんを押し付けられがち。ツラッ**
パソコンや医療機器など**機械が不調な時は頼られがち。**

ほら、頼りがいあるでしょ？

職場に一人は男性看護師がいると、重宝するよ？

同時に、看護師という女性中心の社会を生き抜くために、ナスメンたちが意識して振る舞っていることも、実は結構ある。例えば、こんな感じ。

●角が立たないように、**基本下手に出る。**

●**いじられ役に徹する**（プライベートなどないものと見なす）。

●悪口・陰口には参加せず、**距離を置く。**

●聞き役に徹し、共感する。**口調がだんだんオネエ化**してくるのが、男性看護師の本懐。

●忘年会の余興は全力で盛り上げる。**ピエロ上等、女装上等。**

マイノリティである男性看護師は環境に適応しなければ、生きていけない。**群れの掟に従い、チームに貢献する。**それが己の身を守ることになるのよ。

☑ 声を大にして言いたい。男性看護師だからといって、モテない！

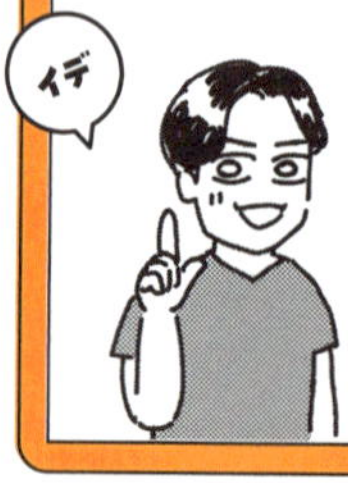

第6章

ほっこり&イライラ!?
患者さんとの奇天烈エピソード

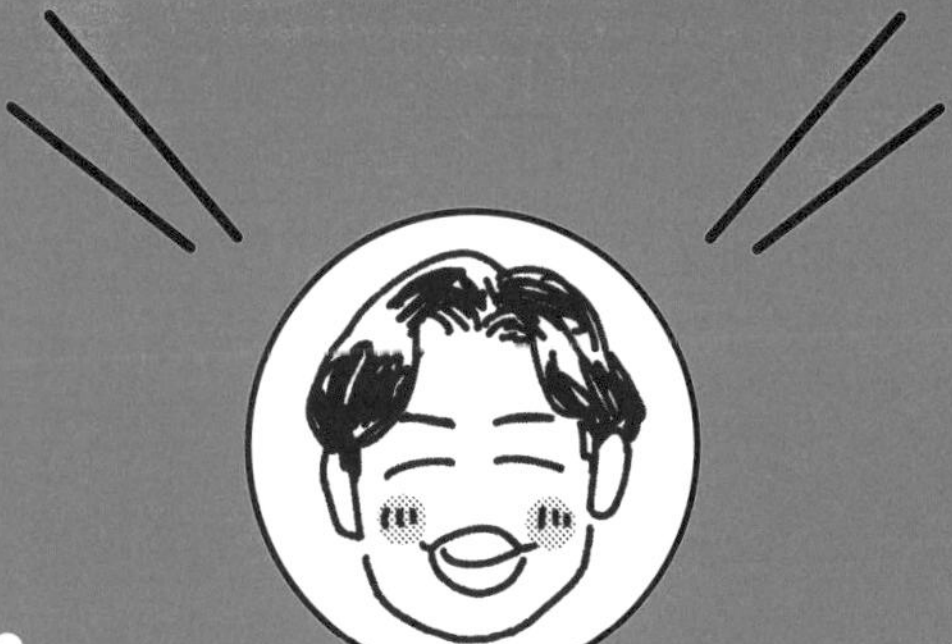

早く仕事に戻りたい看護師VS話したい患者の攻防

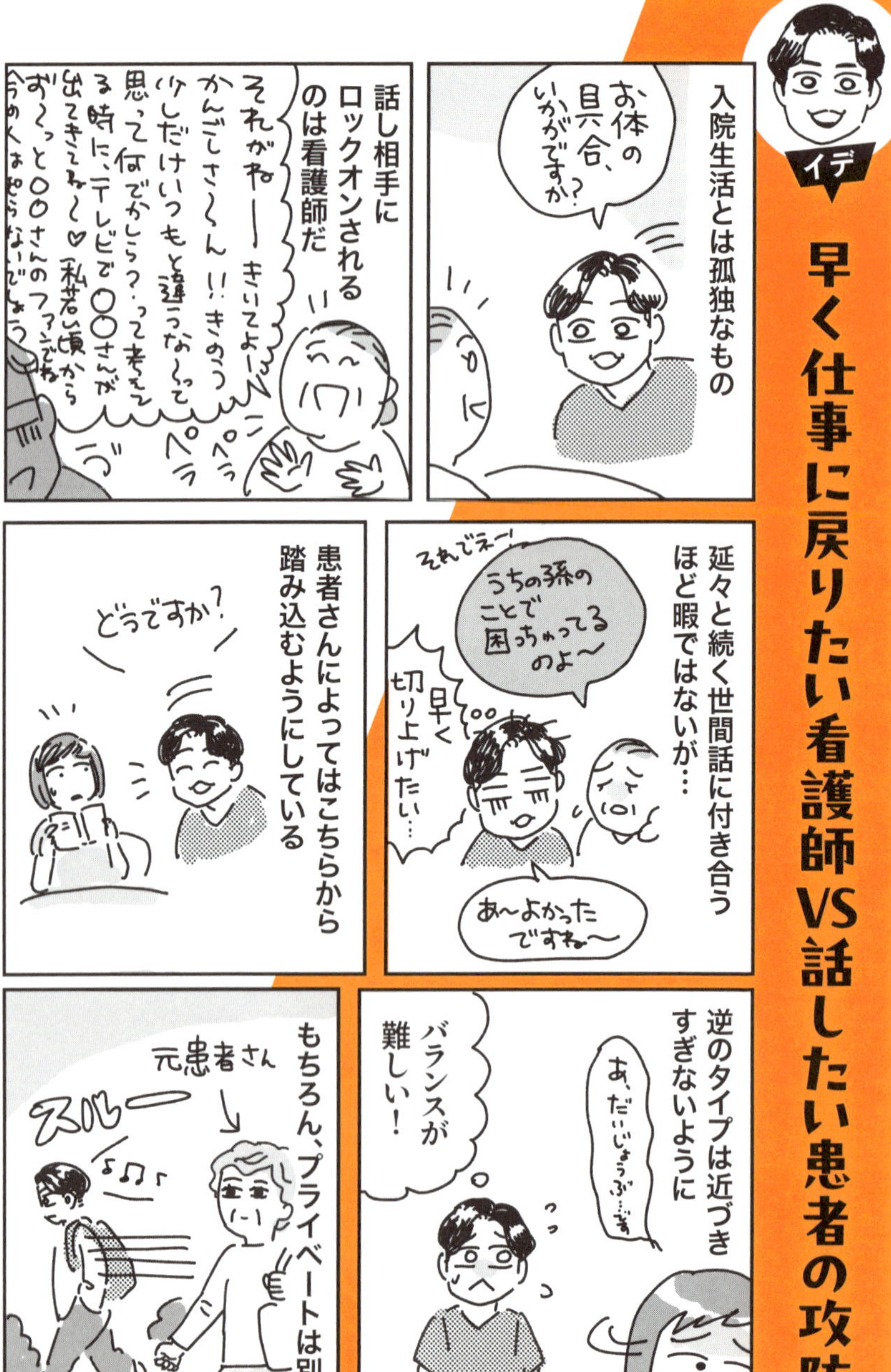
イデ
入院生活とは孤独なもの
お体の具合、いかがですか?
話し相手にロックオンされるのは看護師だ
それがね〜 きいてよ〜!! かんごしさ〜ん!! きのう少しだけいつもと違うな〜って思って何でかしら?って考えてる時に、テレビで○○さんが出てきてね〜♡「私若い頃からずっと○○さんのファンでね今の人は知らないでしょう
ペラ ペラ
延々と続く世間話に付き合うほど暇ではないが…
それでねー!
うちの孫のことで困っちゃってるのよ〜
早く切り上げたい…
あ〜よかったですね〜
患者さんによってはこちらから踏み込むようにしている
どうですか?
逆のタイプは近づきすぎないように
あ、だいじょうぶ…す
バランスが難しい!
もちろん、プライベートは別
元患者さん
スルー

入院生活というのは、孤独なものだ。

家族と離れて生活しなきゃいけないし、検査だの手術だの、非日常的なことばかりで、不安やストレスも多い。

だから誰かに話を聞いてもらいたいという欲求は、通常よりさらに強くなるのだろう。

そのお相手としてロックオンされがちなのが、看護師だ。

「お体の具合どうですか？」などとたずねようものなら、昨日から今日にかけての微細な変化やその時湧きあがった感情まで、こと細かく説明。あげく脱線してテレビの話題やら、家族の話やらに広がっていく。

もちろん、症状を言ってくれるとか、どういうケアをしてほしいと思っているのかという要望を伝えてくれるのはありがたい。

患者さんの要望も踏まえて、医師と連携してケアをしていくことができるし、関わり方を考えやすい。

ずっと病院にいると寂しくなるのも、人恋しくなるのもわからなくはない。

でも、**延々と続く世間話に付き合っていられるほど看護師はヒマじゃない。ごめんね。**

その結果、次はあれをして終わったらこれを回って……と頭の中で段取りを考えながら生返事をすることになる。

が、患者さんは気づかない。ただ話したいだけなのだろう。

「大学生の孫が偏食で困っちゃって」「あら〜、よかったですね」**などと話の内容とあいづちがまったくかみ合ってなくても、不思議なほど会話が成立してしまう。**

早々に切り上げて仕事に戻りたい看護師と、話したい患者の攻防は続く。

一方で、患者さんとの距離の取り方は、僕は意識してある程度踏み込むようにしている。

もちろん、あまり近すぎるのもよくないし、あくまで仕事と割り切らないとやっていられないことも多い。

でも、**ある程度踏み込んだ質問をしてあげないと、患者さんが感情を表出できない**ことがあるからだ。

不安や本当は嫌だと思っていることを自分から口にできないタイプの患者さんであれば、こちらから踏み込む。でもそれを嫌がるタイプの人であれば近づきすぎない。そのバランスは難しいところ。

もちろん、どれだけ仕事で踏み込んでも、**プライベートは別。**病棟の外で会ってももちろん話しかけたりはしない。

看護師の中にもおしゃべりが大好きなおばちゃん看護師もいるんだから、おしゃべり担当として割り当ててください、師長。

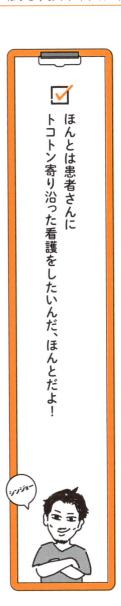

ほんとは患者さんに
トコトン寄り沿った看護をしたいんだ、ほんとだよ！

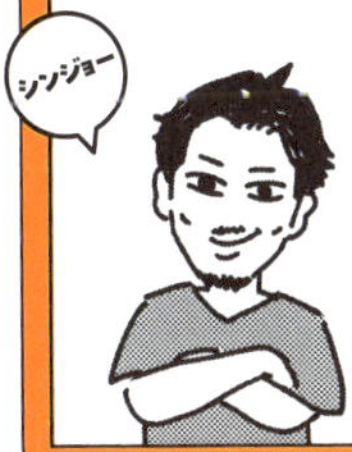

シンジョー

ちょっとほっこり、アイドル患者さん

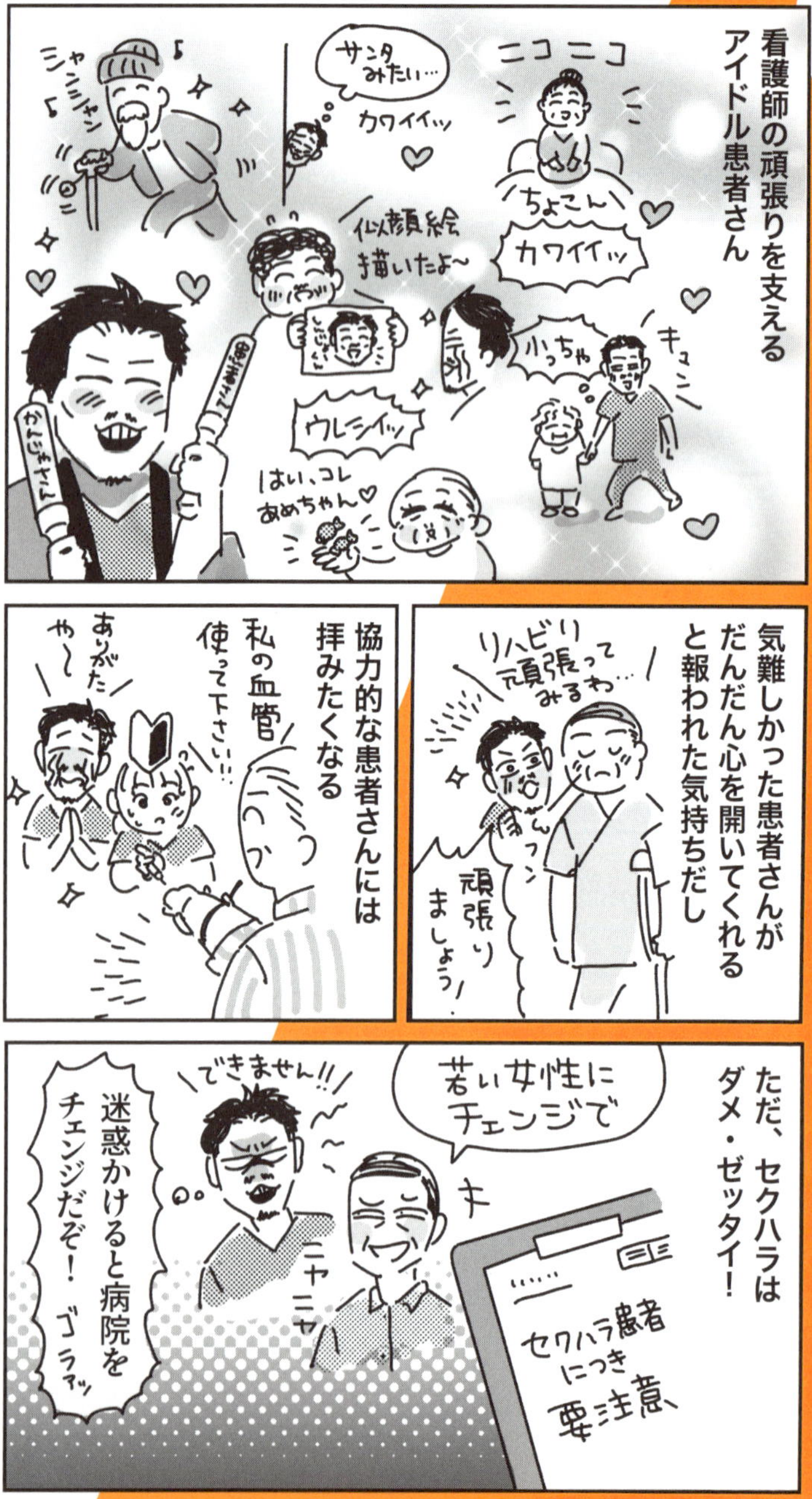
看護師の頑張りを支える
アイドル患者さん
ニコニコ
ちょこん
カワイイッ
サンタみたい…
カワイイッ
シャンシャン
似顔絵描いたよ~
しんじょうくん
ウレシイッ
キュン
小っちゃ
はい、コレ あめちゃん
かんじゃさん
気難しかった患者さんが
だんだん心を開いてくれる
と報われた気持ちだし
リハビリ頑張ってみるわ…
ジ~ン
頑張りましょう!
協力的な患者さんには
拝みたくなる
私の血管使って下さい!!
ありがたや~
ただ、セクハラは
ダメ・ゼッタイ!
若い女性にチェンジで
できません!!
ニヤニヤ
セクハラ患者につき要注意
迷惑かけると病院をチェンジだぞ! ゴラァッ

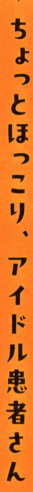

どの病棟にも一人は必ずアイドル患者さんがいる。
アイドルといっても、若くてカワイイという意味ではない。

いつ顔を出してもニコニコしながらちょこんと座っている患者さん、あり得ないほどちっちゃいおばあちゃん、担当看護師を孫のようにかわいがり、毎回飴ちゃんをくれようとする患者さん。**かわいい。**

おやすみなさいのナースコールや、退院前に看護師の似顔絵を描いてくれる患者さん。
お見舞いにもらったお菓子を分けてくれようとする患者さん。**かわいい。**

こういう患者さんがいてくれるおかげで、看護師が今日も頑張れているといっても過言ではない。

また、90代のおじいちゃんが自分のことを頑なに「20代だ」と言い張る姿などは、クスっとしてしまう。

じゃあ息子さんはおいくつですか？　と聞くと40歳と答えるんだけどね。**かわいい。**

100歳を過ぎた認知症の患者さんで、毎晩深夜になるとお散歩に出てくる人もいた。杖に鈴がついていて、シャンシャンシャンシャンって鳴らしながら歩いてるの、サンタクロースみたいだった。**かわいい。**

食事を持っていくと、必ず「いらないよっ」と一度ごねる。けれど口に運ぶと「おいしいねっ」と全部食べ終えるまでがルーティンの、イヤイヤ期みたいな患者さんもいる。**かわいい。**

「看護師さんがイケメンだから血圧上がっちゃうわ～」と持ち上げてくれるおばあちゃん患者さんもいる。**ナスメン、高齢者にだけはモテモテ。**

気難しかった患者さんがだんだん心を開いてくれて、笑顔を見せてくれたり、リハビリに協力的になってくれたりした日にゃ、めちゃくちゃ報われた気持ちになれる。もう、全力で応援したくなっちゃう。

新人が初めて採血する時なども「いいですよ、私の血管使ってください」なんて言ってくれる協力的な患者さんなんか、拝みたくなる。**ありがたい、ありがたい。**

ただ、立場を利用して看護師にセクハラするのは、ダメ・ゼッタイ。カルテに「セクハラ患者につき要注意」って恥ずかしい記録が、**全看護師に共有されるからね。**

あと、指名制もないからね。「男性看護師より若い女性がいいからチェンジで」と言われたら、**病院をチェンジしてもらうから気を付けなはれや。**

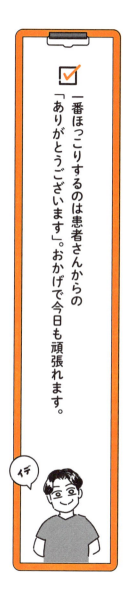

一番ほっこりするのは患者さんからの「ありがとうございます」。おかげで今日も頑張れます。

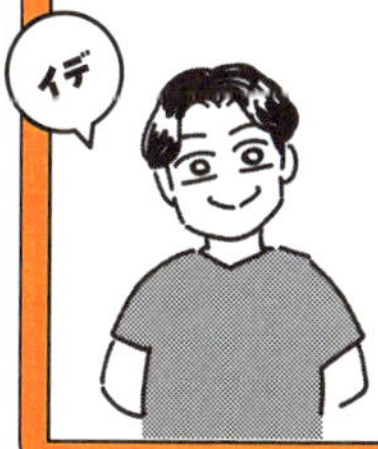

病院に来たのに不健康にならないで

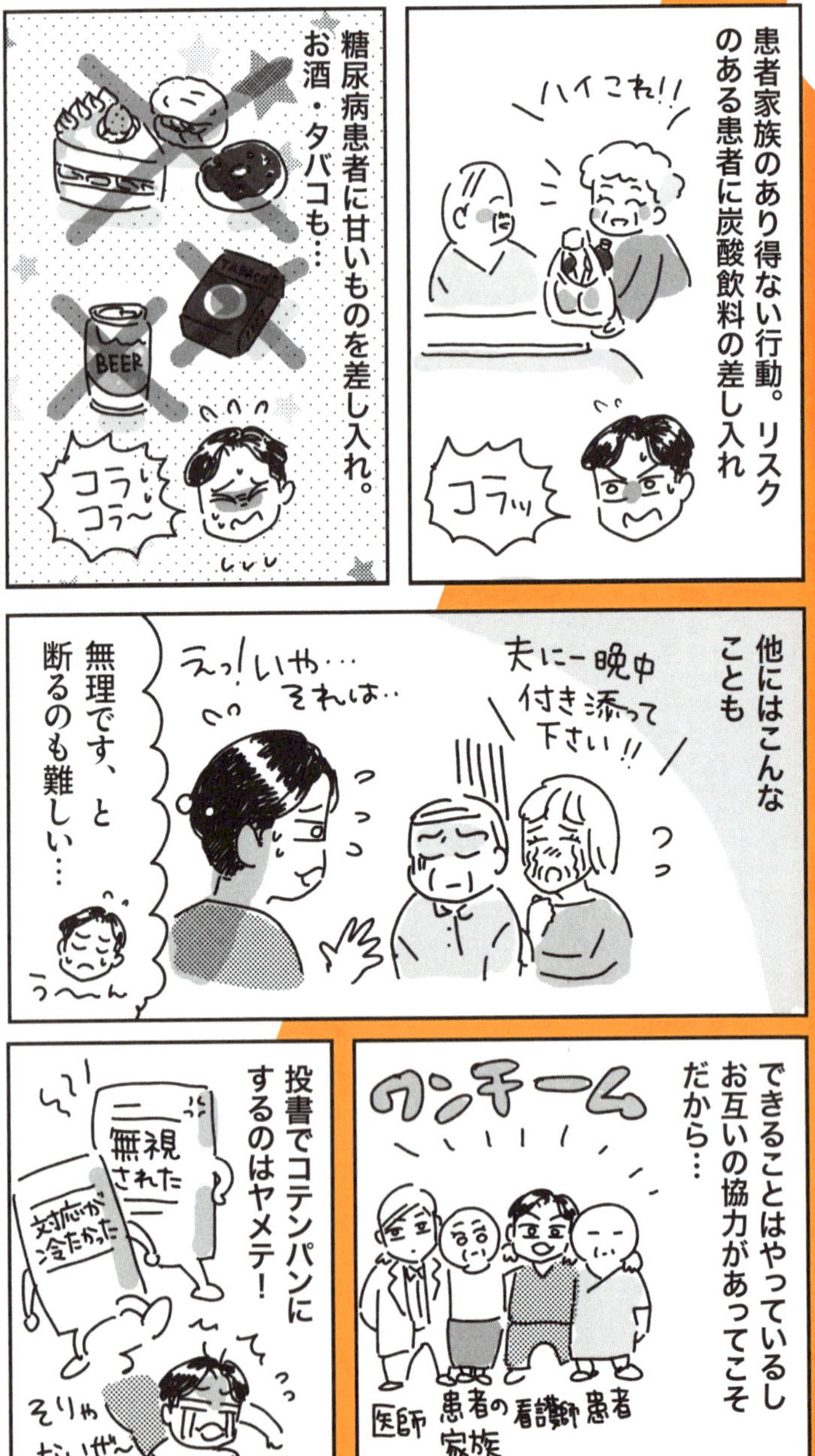
患者家族のあり得ない行動。リスクのある患者に炭酸飲料の差し入れ
ハイこれ!!
コラッ
糖尿病患者に甘いものを差し入れ。お酒・タバコも…
BEER
コラコラ～
他にはこんなことも
夫に一晩中付き添って下さい!!
えっ!いや…それは…
無理です、と断るのも難しい…
う～ん
できることはやっているしお互いの協力があってこそだから…
ワンチーム
医師
患者の家族
看護師
患者
投書でコテンパンにするのはヤメテ!
無視された
対応が冷たかった
そりゃないぜ～

患者さんの家族にも、時々目を疑うような行動をする方がいる。

例えば、物を飲み込む機能が衰えている患者さんに食べ物や炭酸飲料を次々と差し入れする人。

リスクがあるからダメですよと伝えても、コッソリ持ってきてしまう。こ◯す気ですか？

一度患者さんから、差し入れでもらったコーラをどうしても飲みたいと相談されて先輩に相談したら「とろみをつけてあげればいいんじゃない」と言われ、**コーラにとろみをつける**という不可思議なことをやったことがある。

もはやそれはコーラではない。

糖尿病で入院している患者さんに、いくら好きだからといってケーキやお菓子を差し入れするのは、もはや……こ◯す気ですか？

ある時なんか、病室内にお酒の缶が置いてあったことまであった。患者さんが飲んだのかお見舞いの人が飲んだのかわからずじまいだったけど、いずれにしても非常識すぎるでしょ。患者さんの荷物の中からタバコがワンカートン出てきたりね。即没収です。

病院には治療のために来ているのであって、宿泊施設に寛ぎに来ているんじゃない。もし患者さんが持ってきてくれと頼んだのだとしても、そのお願いは聞いちゃダメ。

看護師に、病院の体制上難しい要求をしてくることもある。「夫が手術を不安がっているから、一晩中付き添ってあげてほしい」とかね。

寄り添ってあげたいのはヤマヤマだけど、**そんな人手はない。**夜勤なんてもっと足りない。だけど「無理です」とキッパリ断るのもなかなか難しい……。

それでもできるだけやれることはやってあげたいと、看護師も努力はしている。それなのに「対応が冷たかった」「無視された」なんて投書されたりすると、泣けてくるよ……。

どんな態度の悪い患者さんや家族でも、病院側は入院拒否なんてできない。

治療はお互いの協力あってのこと。

多少ガマンしてもらわなきゃいけないこともあるけれど、少しでも早く病気やケガが治るように最善を尽くしているんだから、理解してほしい。

「うるせえ、だったら帰れ！」と言いたいのをグッとこらえて、頭を下げているこっちの身にもなってほしい……。**ツライッ。**

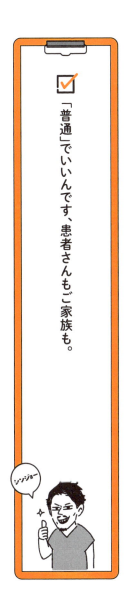

「普通」でいいんです、患者さんもご家族も。

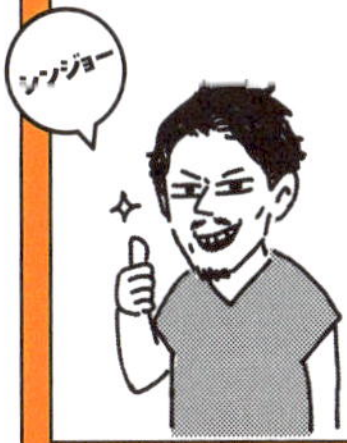

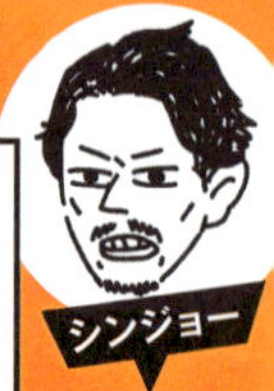
シンジョー

看護師に理想を求めすぎないで

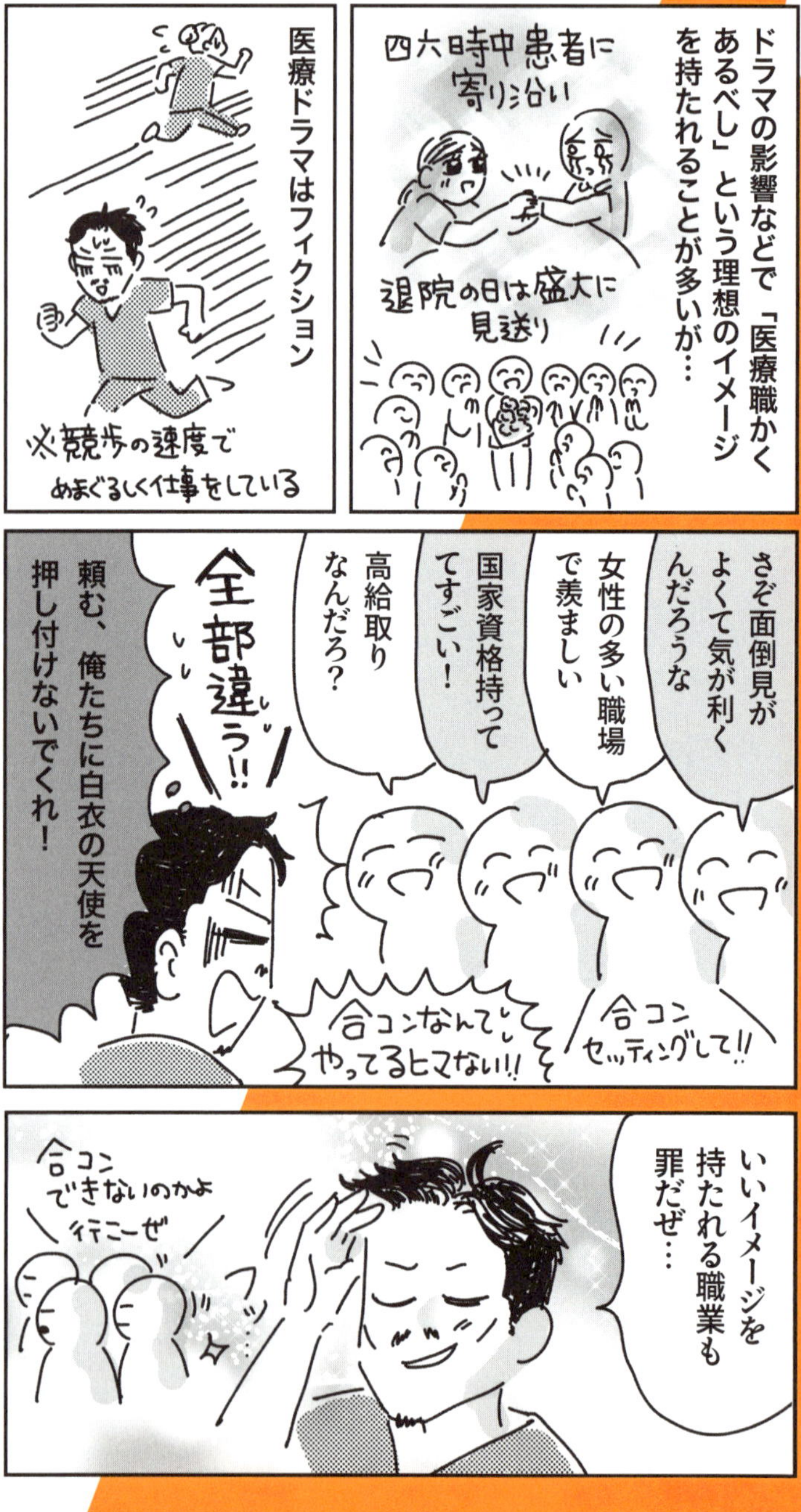
ドラマの影響などで「医療職かくあるべし」という理想のイメージを持たれることが多いが…
四六時中患者に寄り添い
退院の日は盛大に見送り
医療ドラマはフィクション
※競歩の速度でめまぐるしく仕事をしている
さぞ面倒見がよくて気が利くんだろうな
女性の多い職場で羨ましい
国家資格持っててすごい！
高給取りなんだろ？
全部違う!!
頼む、俺たちに白衣の天使を押し付けないでくれ！
合コンセッティングして!!
合コンなんてやってるヒマない!!
いいイメージを持たれる職業も罪だぜ…
フッ…
合コンできないのかよ
行こーぜ

最初にお伝えしたい。**医療ドラマはフィクション**です。

患者さんが退院する時には、看護師が玄関に整列して盛大に見送るイメージを持っている人がいるが、申し訳ないけれどそんな余裕はない。結構アッサリしているもの。

むしろ空いた病室を素早く片付けて、次の入院患者さんの受け入れに備えなきゃいけない、っていうことで頭がいっぱい。ごめんね。

そうした退院の送り出しが「冷たかった」とクレームが来てしまうことが時々ある。

クリスマスに病棟を飾り付け、サンタの衣装を着て病棟を回るなんてサービスをしている余裕もなければ、ベッドの横で今後の人生について相談に乗ってあげる時間もない。

それで「看護師さんに無視されている」と面会に来た家族に言ってしまう患者さんもいるけれど、呼ばれなければ行かない時間もあるし、その間も看護師は競歩の速度で歩き回りながら、めまぐるしく仕事してるんだよ……。

ドラマの影響なのか、「医療職かくあるべし」という理想のイメージを持たれることが多い。そして病院は患者さんからのクレームに弱い。たとえどんな幻想でも、対応しようとしてしまうことがある。

例えばナース服（スクラブ）は白じゃなきゃダメだ、それを楽しみにしていたのにという匿名の投書があって以降、白に統一した病院もあるらしい。それを素直に受け入れる病院も、**なんでやねん。**

看護師が出勤時にイヤフォンをしていたというクレームの電話が入ったことも。これは以前入院されていた方が街で看護師に声をかけたけれど、イヤフォンをしていたせいで聞こえず、返事をしてもらえなかったのが寂しかったというものらしい。当たり前だけど**病院から出たら一般人**だからね。

看護師だからといって、親戚の集まりで**集団健康相談**されたり、さぞ面倒見がよくて気が利くんだろうね、**結婚したら尽くしてくれそう**と期待されたり、女性の多い職場でうらやましい、**合コンセッティングして！**と頼まれたり、国家資格持っていてすごい、**さぞ高給取りなんだろうね**と言われたりする。


けれど、それは全部幻想だ！　期待しないでくれ！

仕事とプライベートは別。ドラマとリアルも別。

前残業は無給だし、夜勤手当がないとカツカツレベル。

トイレに行く余裕がなくて、いつも膀胱炎寸前。

寝不足で転倒転落リスク状態。それが看護師の現実だ。頼む、僕たちに白衣の天使を押し付けないでくれぇぇぇ。

☑ **僕たちもやってあげたい気持ちと仕事量の狭間で葛藤している。冷たいなんて言わないで～**

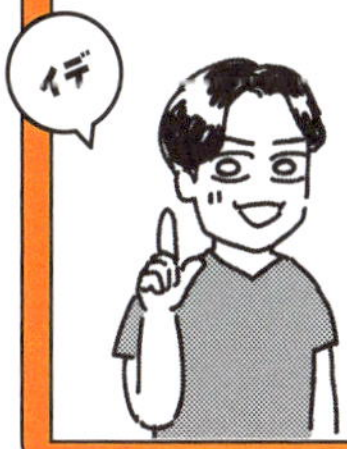

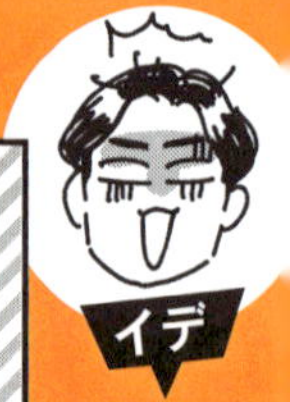
イデ

スマホやテレビの操作まで⁉ 病院にコンシェルジュサービスはございません

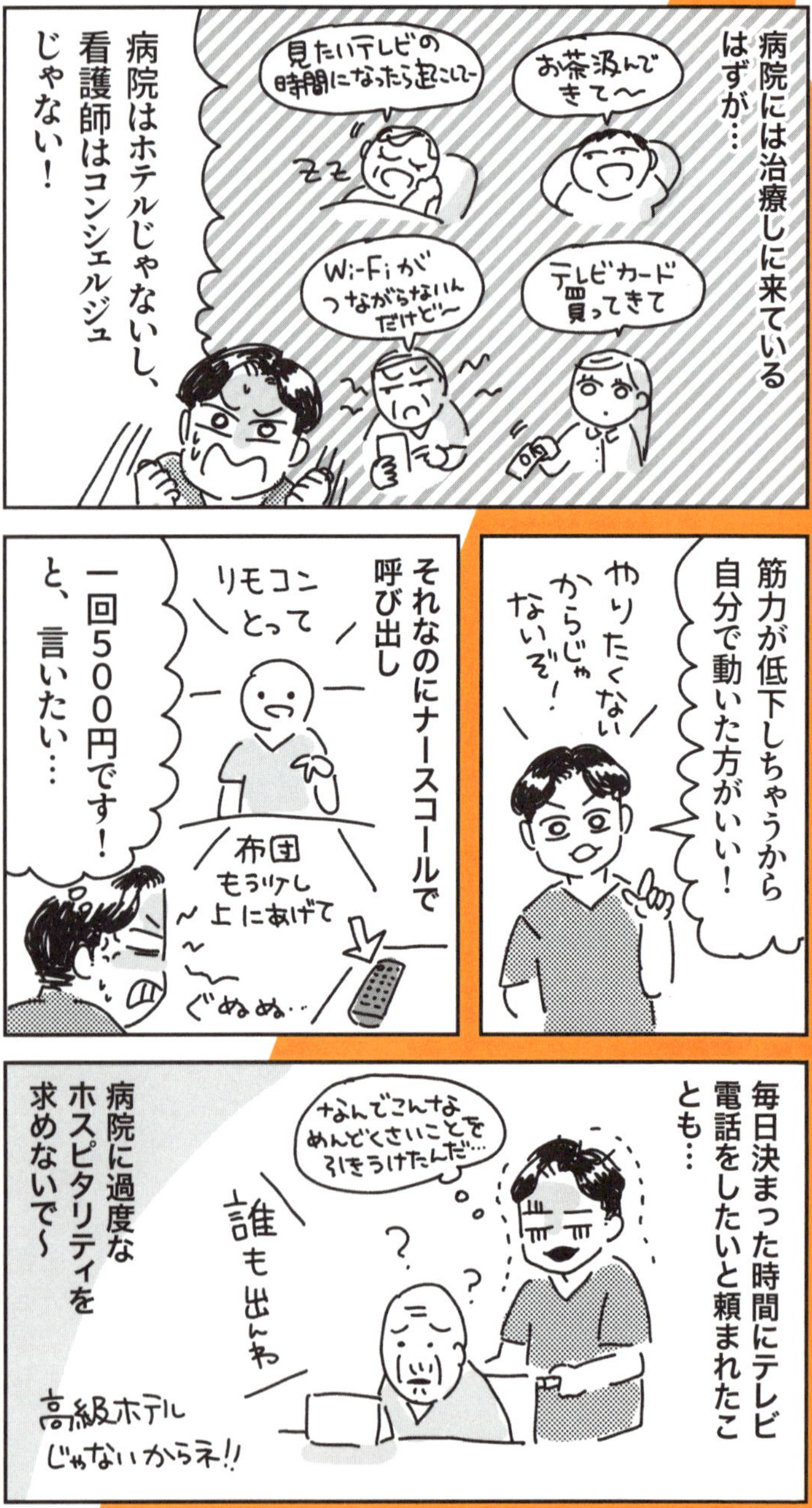
病院には治療しに来ているはずが…
お茶汲んできて～
見たいテレビの時間になったら起こして～
テレビカード買ってきて
Wi-Fiがつながらないんだけど～
病院はホテルじゃないし、看護師はコンシェルジュじゃない！
筋力が低下しちゃうから自分で動いた方がいい！
やりたくないからじゃないぞ！
それなのにナースコールで呼び出し
リモコンとって
布団もうすこし上にあげて
ぐぬぬ…
一回500円です！と、言いたい…
毎日決まった時間にテレビ電話をしたいと頼まれたことも…
なんでこんなめんどくさいことを引きうけたんだ…
誰も出んわ
病院に過度なホスピタリティを求めないで～
高級ホテルじゃないからネ!!

大切なことなので2回言います。**病院はホテルじゃないし、看護師はコンシェルジュではない。**

病院には、治療するために来ているはず。

その中で、患者さんができないことの介助はもちろんやる。食事介助やトイレ介助とかね。

でも、看護師に「お茶汲んできて」「テレビカード買ってきて」「見たいテレビの時間になったら起こして」「Wi-Fiがつながらないんだけど」「ずっとそばにいて」とか言うのは、どう考えてもおかしいし、わかんないものはわかんない。

きっと家でもこんな風なんだろうな……。**日常生活が透けて見えるよ。**

何もこれは、やりたくないから言ってるわけじゃない（ちょっとはあるけど）。

基本的にADL自立（問題なく日常生活を送れる）の人は、動いた方がいい。筋力が低下しちゃったりするからね。

退院した後のことを見越して、少しずつでも廊下を歩いたり、物を取りに行ったり、自分で食事したりしていくことが療養になるのだ。

それなのに、忙しく動き回る看護師をナースコールで呼び出し、「テレビのリモコン取って」「布団もう少し上にかけて」はやめてくれ。

しょうもない用事でのナースコールは一回500円です、と言いたい。

以前、患者さんの家族から「毎日テレビ電話で話したい」と頼まれたことがある。病室内は通話禁止だから、通話のできるホールまで患者さんを車いすで連れていく必要があるし、「8時ちょうどに」と言われても、看護師がその時間に手を空けられるかなんて予測できない。

それに患者さんはテレビ電話の使い方がわからないから、セッティングまでやってあげなきゃいけない。

なんでこんなめんどくさいことを引き受けたんだ……と思っても、最初に受け持ちになった人が断れないタイプの人だと、すでにやることに決まっていたりする。

あげく、決まった時間に電話かけてもだれも出んわだったり（怒）、そろそろ会話終わったかなとチラチラ様子を見に行かなきゃいけなくて、結構手間がかかる。

たぶん電話の向こうの家族は、看護師がここまで手間をかけていることをわかっていないのだと思うけれど、これって看護なのか？

やらないと「冷たい」と投書されるものなのか〜〜〜（涙）？

余裕があればやってあげたいのはヤマヤマだけど、優先順位というものがある。

ワガママはほどほどに。

ホスピタリティとは別問題だよ。

「点滴がちょうど終わりました」とか「隣の方がベッドから落ちそう」といったナースコールは大歓迎。みんなで協力し合えるといいよね。

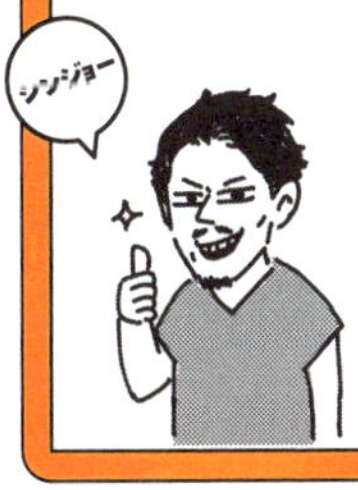

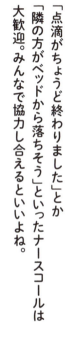

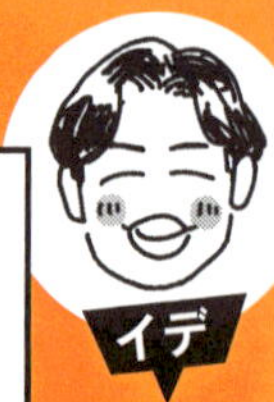
イデ

「ありがとう」が嬉しくて仕事を続けちゃう

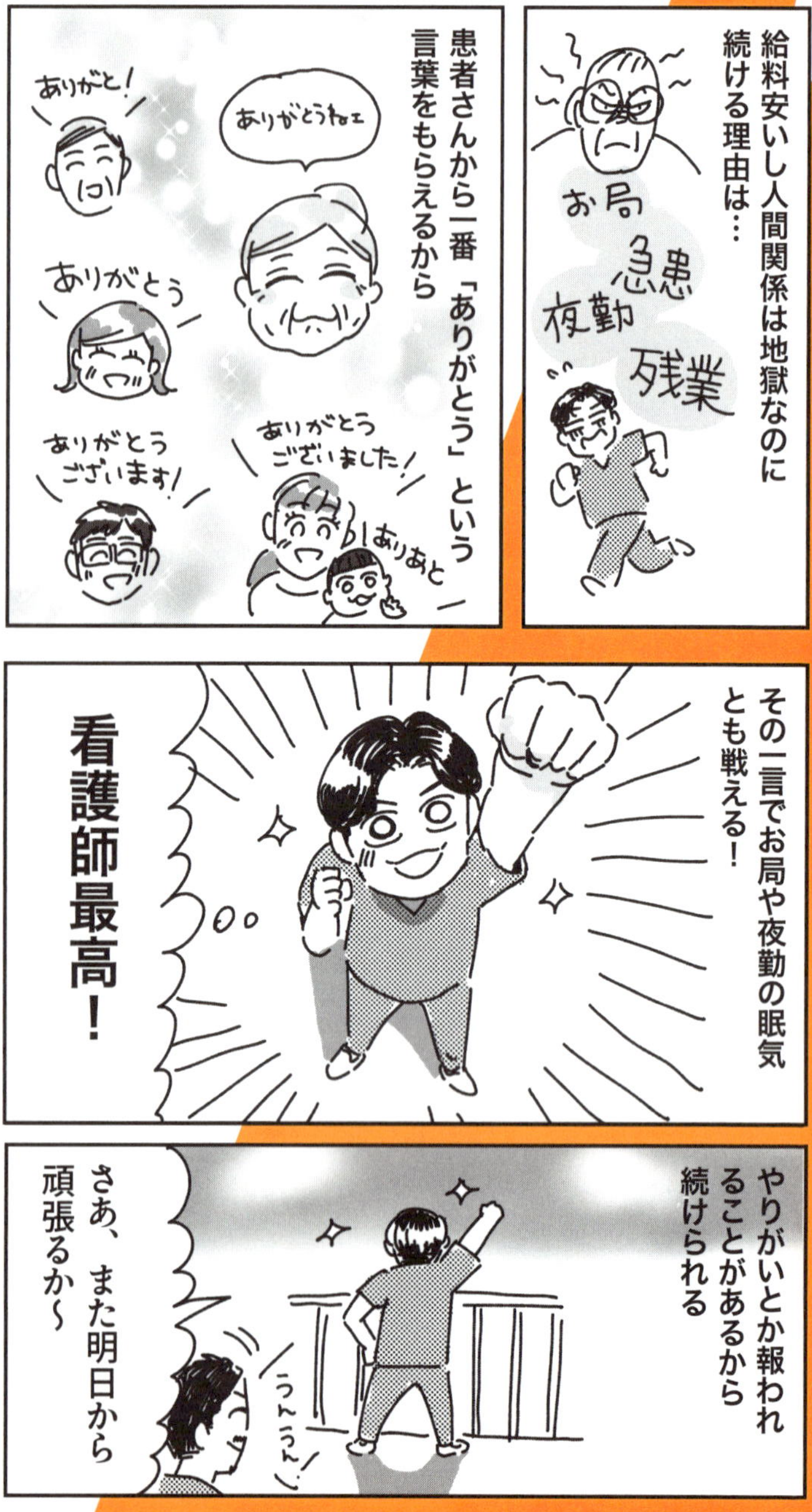
給料安いし人間関係は地獄なのに続ける理由は…
お局
急患
夜勤
残業
患者さんから一番「ありがとう」という言葉をもらえるから
ありがとうねェ
ありがと!
ありがとう
ありがとうございました!
ありあと
ありがとうございます!
その一言でお局や夜勤の眠気とも戦える!
看護師最高!
やりがいとか報われることがあるから続けられる
さあ、また明日から頑張るか〜
うんうん!

体力的にも精神的にもキツイ仕事で、今年こそ辞めてやると毎年思っているのに、なぜ看護師を続けているのだろう。

激務なのに給料がいいわけではないし、サービス残業も多くて正直割りに合わない。看護師として働くメリットを考えてもいいところなんてなかなか浮かばない。

なのになぜ、結局辞めずに看護師であり続けているのだろうか。

突き詰めて考えると、患者さんの一番近くで関われるから、**一番たくさん「ありがとう」という感謝の言葉をもらえるから**、これに尽きる。

ケガや病気で入院してこられた方がだんだん回復していくのを間近で見守ることができて、しかもちょっとしたことで「ありがとうございます」と言ってもらえる。

退院する時には「担当看護師があなただったから安心して過ごせた」とか「看護師さんに優しくしてもらえて救われた」なんて言ってもらえることすらある。

道で徘徊している認知症の高齢者に出くわしても、看護技術に基づく適切な対応で保護して、家族から激しく感謝された、なんていうこともある。

電車内で急病人の対応や救急搬送に対応し、「あなたのおかげで事なきを得て社会復帰できた」と表彰された同僚も。

そんな時は**「看護師、最高うぅ！」**とテンション爆上がり。

この瞬間のために仕事をしているといっても過言ではないし、その一言でしばらくお局とも夜勤の眠気とも戦える。

決して、夜勤手当がいつもより多く振り込まれて給料が多い時や、平日休みだから旅行も安いし超人気の映えカフェでも比較的空いている、みたいな瞬間だけにやりがいを感じてるわけじゃない。ほんとだよ。

いつも文句ばかり言っているけれど、看護師は病気やケガで一時的に元気をなくしている人のサポートをして、日常生活に戻るお手伝いができる、尊い仕事なんだ。

たとえ人間関係がグジュグジュでも、時に医師や患者さんから怒鳴られても、残業時間が天文学的な数字になっても。
「ありがとう」が嬉しいから、今日も頑張ります。

患者さんが元気になって、自分の足で歩いて退院していくのを見ると嬉しくなる。普段は地獄だけど、時々こうして報われる日があるんだよね。

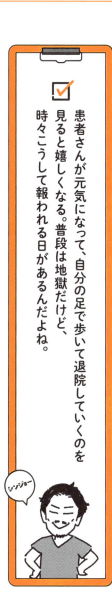

あとがき

あれこれと語ってきたが、僕が一番言いたいことはとにかく**「無理をしすぎないでほしい」**ということ。

看護師は人の命を預かる仕事だから、絶対に手を抜くわけにはいかないし、無責任な考え方をするのも何か違う。

でも、あまりに真剣に向き合いすぎてしまうと受け止めきれない……。**大事なのは、バランス**だ。

特に新人看護師は自分を責めすぎる傾向があるけれど、「しょせん仕事」と適度に手放すことも時には必要。

とはいえ、投げ出しちゃいけないこともある。

1年持たずに辞めてしまうと、「あの人はそういう人間なんだ」というレッテルを貼られて自分が損をすることもあるし、でもどうしても無理ならその環境から逃げることも必要。どっちかだけが正解なんていうことはない。

看護師の仕事は「ありがとう」と感謝してもらえることが多くて、やりがいの多い仕事でもあり、「しょせん仕事だ」と割り切らないと、やってられない仕事でもある。そこの捉え方もまたバランスが大事。

ただ、僕の体感では、**人間関係さえよければ、他のしんどいことはだいたいカバーできることが多い**もの（いや、それでも夜勤はしんどいけど）。

だから今しんどいなら、**まずは人間関係を少しでもよくするところから始めてみる**ことをオススメしたい。

看護学生時代の僕は、お世辞にも真面目な学生とは言えなかった。

でも、実際に看護師として医療の現場に立ってみて、こんなにも責任感と緊張感のある場所なんだと衝撃を受け、心の中で「これはまずい……」と感じた。

人の命を預かるうえで、適当なことはできない。本気でやらないといつか取り返しのつかないことをしてしまうかもしれない。

そんなプレッシャーを感じながら、そこから必死に勉強した。

だから「バランスが大事」なんてえらそうなことを言ったけれど、**新人時代の僕にバランスもクソもなかった。**できないことや大変なことばかりで、バランスを取るどころか、本当に毎日「今日こそ辞めてやる！」と思っていた。

それでもなんとか乗り切れたのは、今思えば人間関係がすごく良好だったから。

仕事そのものはめちゃくちゃ大変だったけれど、居心地はよかったからだと思う。

お局という共通の敵と戦いながら、同期と励まし合ったり、フォローし合ったりしていた。師長もいい人だったし(ちゃんといい上司は存在してるよ、イデくん)、先輩にもかわいがってもらえた。すごく恵まれた環境だったと思う。

もちろん、お局やコミュニケーションの取れない医師に悩まされることはあったし、医療とは関係のないところでネガティブなことも山ほどあった。

でも、ここぞというときはお局も怖い医師も全員で協力し合って、患者さんの命を救う。そんな姿を見てきて、**やっぱり看護師は最高にかっこいい仕事**だと思う。

医療現場で働いている全ての看護師に、感謝とリスペクトを贈りたい。


今いる環境全体を変えることは難しいかもしれない。でも、人間関係は自分次第で変えられる部分もあるはずだし、ちょっとした声かけや表情、距離感の取り方で、周りからの見え方や印象も変わるはず。

それが結果的に居場所をつくることや、自分を守ることにもつながる。


今、仕事がつらくて辞めたい人が、この本を参考に自分の「ほどほど」のバランスを考えて、「無理しすぎていたから、もうちょっと抜いてみよう」とか「これだけは頑張ってみよう」とラフに取り入れてくれたら嬉しいし、それで看護業界が元気になっていってくれたら、もっと嬉しい。

特に男性が「看護師っていう選択肢もアリなんだ」と思ってくれて、結果的に男性看護師が少しでも増えれば、職場の人間関係もよくなっていくはず。

男性看護師は増えつつあるとはいえ、まだまだその数は圧倒的に少ないからね。

最後になりましたが、出版の話を提案してくださったKADOKAWAの杉山悠さん、いつも動画を見て温かい応援をしてくれる皆さん、そしてこの本を手に取ってくれたすべての方に感謝いたします。

最後まで読んでくださり、ありがとうございました。看護業界のさらなる発展を祈りつつ、看護業界を去った僕から少しの皮肉を込めて。

カンゴダイスキ！

シンジョー

2024年9月

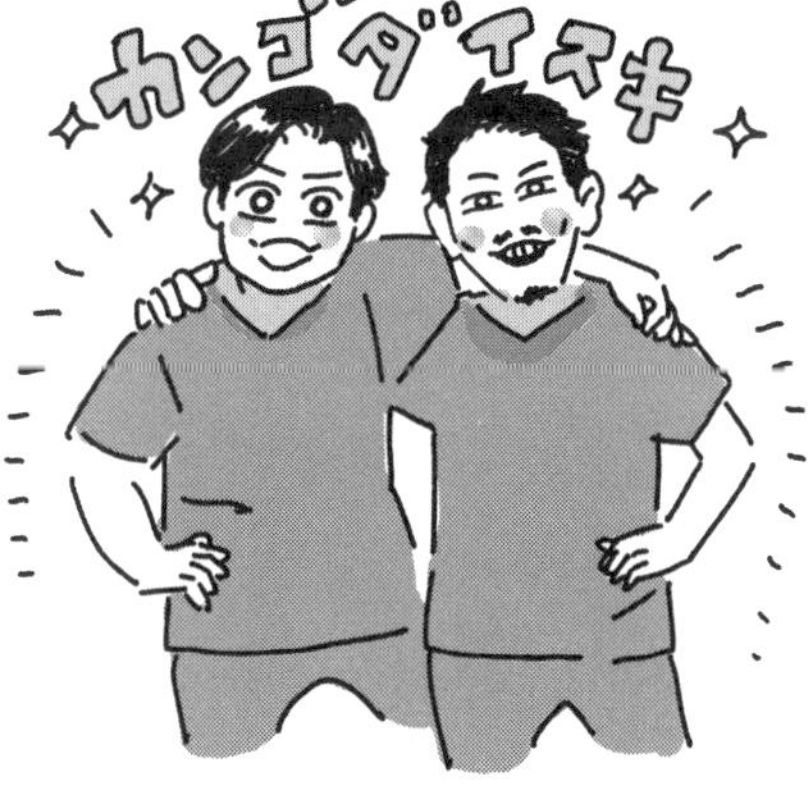
カンゴダイスキ

夜勤《やきん》あけなので優《やさ》しくしてください

48時間《じかん》、地獄《じごく》すぎる看護師《かんごし》のココロの守《まも》り方《かた》

2024年9月26日　初版発行

著　者　シンジョー、イデ

発行者　山下直久

発　行　株式会社KADOKAWA
〒102-8177　東京都千代田区富士見2-13-3
電話0570-002-301（ナビダイヤル）

印刷所　TOPPANクロレ株式会社

製本所　TOPPANクロレ株式会社

●お問い合わせ
https://www.kadokawa.co.jp/（「お問い合わせ」へお進みください）
※内容によっては、お答えできない場合があります。
※サポートは日本国内のみとさせていただきます。
※Japanese text only

定価はカバーに表示してあります。

ISBN 978-4-04-607064-7　C0095

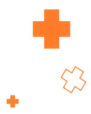